JN086807

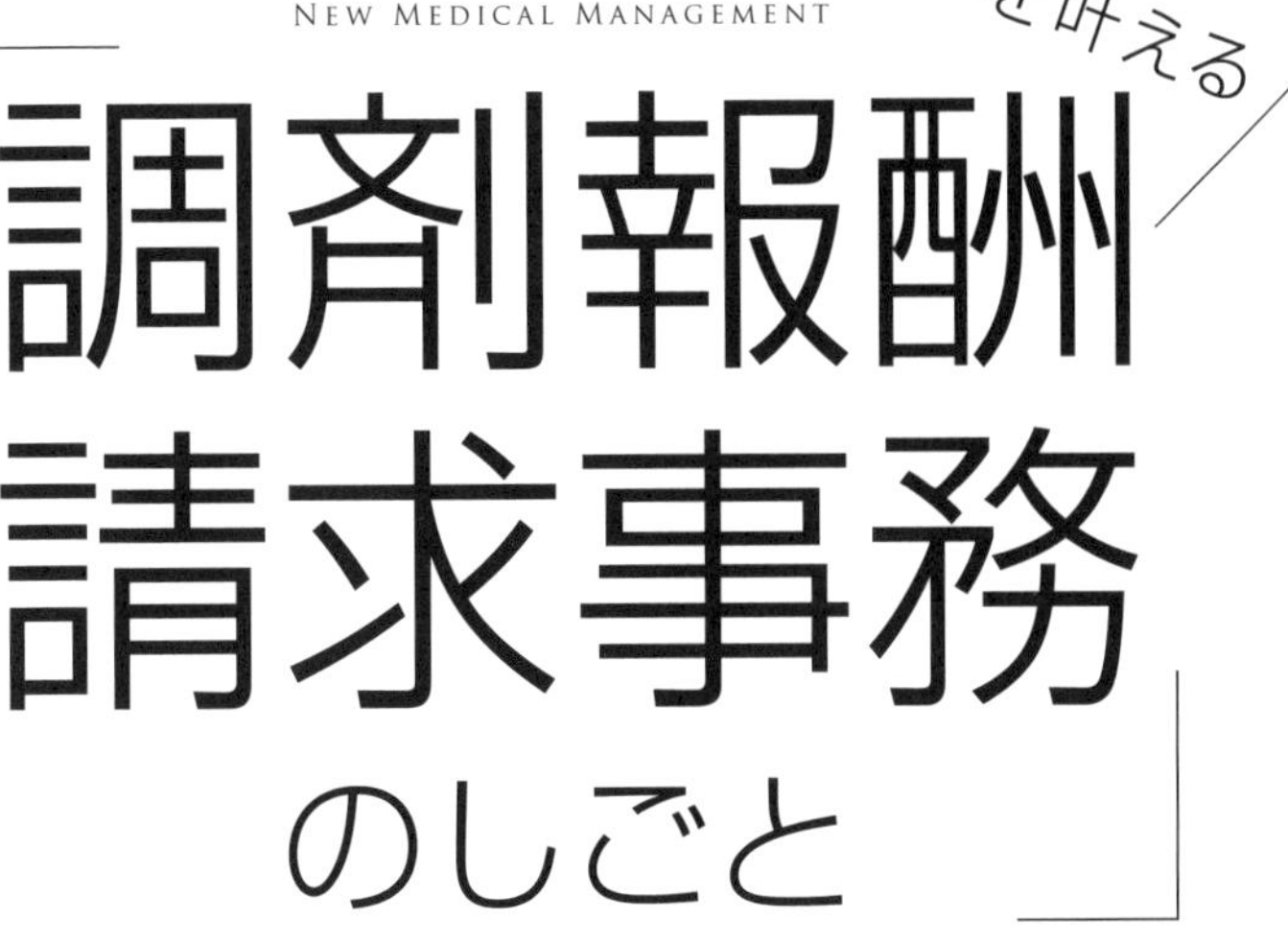


# 超入門

医療コンサルタント
日本医療報酬調査会
水口錠二
Mizuguchi Joji

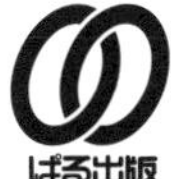

## まえがき

皆さんは調剤薬局に対してどのようなイメージをお持ちでしょうか。

保険調剤薬局とは、医療機関の医師が診察の結果、薬剤を投与する際に処方箋を交付することが主流になっていますが、この交付された処方箋に基づき調剤を行ない、薬学的な指導等をする専門的な機関になります。このような保険調剤薬局は、年々増加し6万件を上回る施設数になっていますが、医療環境の変化などにより役割は多岐に渡っています。

一方、多くの方が薬局に抱いているイメージは、お薬の販売をしているところ、医薬品以外の日用品の購入もできるので便利、いつも混んでいる、店舗数が多いなどどちらかというと身近な存在ではないかと思います。

この身近なということが保険調剤薬局にとっては重要で、医薬品に関することだけではなく、医療に関して相談しやすい環境を整備することが求められています。

特に昨今では、外来診療で処方箋を交付された患者さんだけではなく、**訪問診療**を受けられている患者さんに対して薬剤を届けて指導することもかなり多くなっています。訪問診療とは第三の医療と言われ、患家や老人ホーム等の介護施設に入所されている方に対して医師が訪問して診療を行なうことになりますが、この際に処方箋が交付されます。この処方箋に対して調剤・指導を行なうのも保険調剤薬局の役割になります。

皆さんもご経験があると思いますが、医師に診察を受けて投薬が行なわれないことはかなり稀であり、ほとんどのケースでは何かしらの薬剤を処方されていると思います。このような背景から、国民医療費における薬剤料の割合もかなり大きく、財源問題から国民医療費を抑制したい厚生労働省としても、薬剤費の削減に取り組んでいます。このような取り組みの中で中心的な役割を担っていくのが薬剤師であり、保険調剤薬局であると言えます。

また、保険調剤薬局は6万件を上回る数があり、他薬局との競争は激化していると言えます。今後、薬局が生き残っていくためには、他の薬局に負けないサービスの強化が必要になりますが、このサービス強化には薬剤師だけではなく、患者さんが最初に接することになる**調剤事務員**の役割も大きく関係します。

特に最近の薬局業務では、**非薬剤師業務**と呼ばれる調剤事務員の担当業務が拡大しています。チェーン店では、店長職も薬剤師ではなく事務職員が担当しているケースが増加しています。本書では、ここで述べたように、社会的に見て重要な役割を担う保険調剤薬局で、中心的な役割を担っていく調剤事務員を目指していく上で、理解していただきたいことをまとめました。

本書を活用し、保険調剤薬局でご活躍いただけることを期待しています。最後になりましたが、本書を発行するに当たりご協力いただきました、医療・調剤・介護関係者・出版関係者の方々に御礼申し上げます。

一般社団法人 日本医療報酬調査会 理事　水口錠二

# 夢を叶える「調剤報酬請求事務のしごと」超入門●もくじ

## パート2 調剤請求事務の業務内容とは？



## パート3 調剤請求事務員に必要なスキルとは何か

## パート4 薬局勤務経験を活かしたしごとには何があるのか《調剤事務員のキャリアガイド》

## パート5 調剤事務の実務《超入門編》

## パート6 調剤薬局・就活マニュアル



イラスト:田川あやか
本文DTP:ヨコイクリエイティブ

パート1

# 調剤事務は人気職種！薬局を取り巻く環境はどうなってるの？

実際に
どんな業務
なのか
チェック
しよう！
水口先生

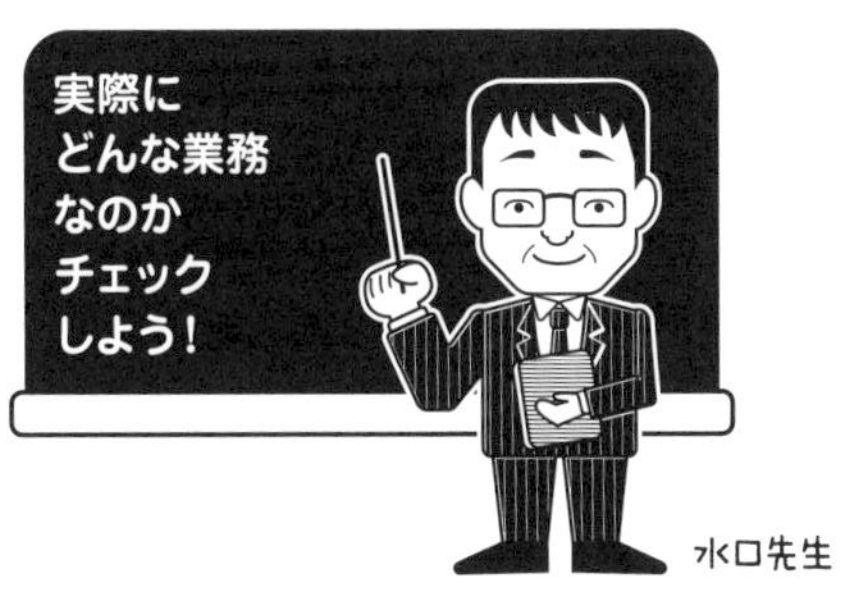

# 1 調剤事務員の職場となる薬局を取り巻く環境はどうなってるの？

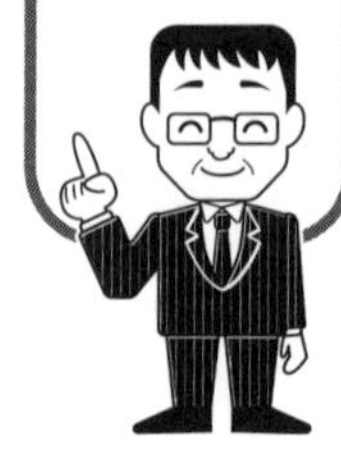

薬局を取り巻く環境は、近年大きく変化しています。経営の合理化や効率化を目的に、薬局の合併・買収（M&A）も多く行なわれています。このような状況は2年に1度実施される調剤報酬改定の影響も少なくありません。

調剤報酬など、保険証を利用して行なわれる調剤行為は、国が定める単価により行なわれています。国が単価を決めているものとしては、調剤報酬のほか病院やクリニックで請求する診療報酬（医科・歯科）や介護報酬があります。

近年の調剤報酬改定は次のようになります。

**◆調剤報酬改定の推移**（※薬価には剤料も含まれます）

・平成22（2010）年　本体0・52％　薬価1・36％
・平成24（2012）年　本体0・46％　薬価1・38％

・平成26（2014）年　本体0・22％　薬価0・63％
・平成28（2016）年　本体0・17％　薬価1・22％
・平成30（2018）年　本体0・19％　薬価1・74％
・令和2（2020）年　本体0・16％　薬価1・01％
・令和4（2022）年　本体0・08％　薬価1・37％

調剤報酬改定の推移を見ると、調剤報酬本体（調剤料や薬学管理料など）は、微増傾向にありますが、薬価はマイナス改定が続いています。調剤薬局の売り上げの多くは薬剤料になるため、調剤薬局に与える影響はかなり大きいと言えます。

今後の薬局を運営していくためには、業務の効率化はもちろんですが、算定漏れのない調剤報酬を請求することや、患者サービスの強化も重要な課題と言えます。こうした大切な仕事を日々薬局で行なっているのが、**調剤請求事務員**なのです。

## ●激化する薬局間の競争

さらに薬局間の競争も激しくなっています。

次に示した薬局数の推移を見てみると、毎年増加を続け平成22年に5・3万件だった薬局数が令和2年では**8000件増加して、6・1万件**に達しています。

**◆薬局数の推移**

・平成22（2010）年　5・3万件
・平成24（2012）年　5・6万件
・平成26（2014）年　5・8万件
・平成28（2016）年　5・9万件
・平成30（2018）年　5・96万件
・令和2（2020）年　**6・1万件**

処方箋の交付枚数も増加していますが（令和2年はコロナの影響により減少）、薬局間の競争も激しさを増しています。今後の医療を考えると薬局の果たす役割は大きいと言えますが、経営的には他店との差別化を図ることが急務と言えます。

このような中、調剤請求事務職員（以下、事務職員）の役割は広がっています。

例えば、大きくチェーン展開している薬局では、薬剤師ではなく事務職員が店長を務めるケースも増加しています。

また、医薬品を購入する際には、医師の指示が必要な医療用医薬品だけではなく、ドラッグストアでも販売される一般用医薬品を取り扱う調剤薬局も増えています。そこでは、事務職員が登録販売者として活躍しています。登録販売者とは薬剤師に変わって医薬品販売を認められている資格です。詳しくは後ほど解説します（39頁および40頁参照）。

**◆処方箋発行枚数の推移**

・平成22（2010）年　7・2億枚
・平成24（2012）年　7・5億枚
・平成26（2014）年　7・7億枚
・平成28（2016）年　7・9億枚
・平成30（2018）年　8・1億枚
・令和2（2020）年　7・3億枚

# 2 医療業界における薬局の役割

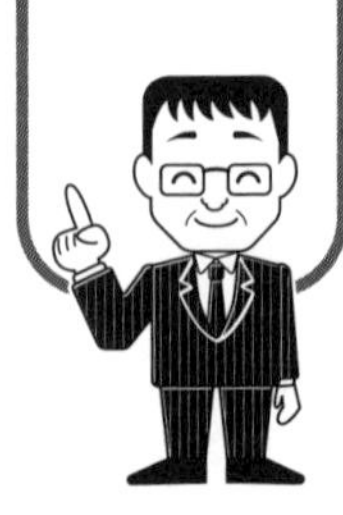

医師が発行した処方箋に基づき調剤を行ない、薬学的な指導を行なう保険調剤薬局ですが、厚生労働省としては次のように位置づけられています。

「薬局については、医療法に基づく医療提供施設として、調剤を中心とした医薬品や医療・衛生材料等の提供の拠点（在宅医療の提供を含む）としての役割にとどまらず、薬物療法に併せて、後発医薬品の使用促進や残薬の解消といった社会保障費の適正化にかかる観点での積極的な関与も求められている。」

薬局内で調剤行為を行なう薬剤師は、薬学の専門家としての知識を最大限に生かし、業務に当たることになりますが、薬学的観点だけではなく、社会保障費の適正化にも関与が求められています。

上記にも記載されているように、後発医薬品（いわゆるジェネリック医薬品）の使用促進や残薬の解消をすることにより、増加の一途をたどる国民医療費（1年間で保険証を活用して行なわれた医療費の総額）の削減にも大きく貢献することが可能になります。

厚生労働省が公表しているデータによると、令和元年の国民医療費は44兆3895億円で、このうち21・6％が薬剤で、金額ベースでは9・58兆円に上るとされています。

後発医薬品の使用割合に関しては、2005年には32・5％でしたが、2019年では72・6％とかなり普及が進んでいます。

先発医薬品に比べて薬価が安く設定されている後発医薬品の使用率が向上することは、国民医療費の削減に大きく貢献しますので、今後もさらなる使用率の向上が望まれています。

また、飲み忘れなどが原因の残薬については、日本薬剤師会の調査によると、在宅の75歳以上で見ても、残薬の総額は年間およそ475億円に上ると推計され、専門家の分析では1，000億円以上の残薬があるとも言われています。

このような残薬を解消することも国民医療費の削減につながり、財政的な問題を抱えている我が国の保険制度に対して、かなり有効な手段になると言えます。医療用医薬品を取り扱う薬局や薬剤師にはこのような役割も期待されています。

## チェック！　キーワード解説

### ・国民医療費

当該年度内の医療機関等における保険診療の対象となり得る傷病の治療に要した費用を推計したものである。この費用には、医科診療や歯科診療にかかる診療費、薬局調剤医療費、入院時食事・生活医療費、訪問看護医療費等が含まれる（厚生労働省ＨＰより）。このように規定されていますが、保険診療の対象となり得るとされていますので、保険証を活用していないもの、すなわちドラッグストアで自費購入する一般用医薬品の費用はこの中には含まれていないことになります。

### ・後発医薬品（ジェネリック医薬品）

厚生労働省のホームページでは、「後発医薬品（ジェネリック医薬品）は、先発医薬品と治療学的に同等であるものとして製造販売が承認され、一般的に研究開発に要する費用が低く抑えられることから、先発医薬品に比べて薬価が安くなっています。」と記載されています。また東京都保健医療局のホームページでは、「後発医薬品は、先発医薬品の再審査期間や特許期間（20から25年間）終了後に発売されるもので、同じ成分、同じ効き目の薬で、ジェネリック 医薬品とも呼ばれています。」と記載されています。

このような記載を見ればわかるように、特許が切れた先発医薬品と同様の成分で他のメーカーが製造し販売している医薬品を後発医薬品、ジェネリック医薬品と呼んでいます。先発医薬品に比べると研究開発にかかる費用が抑えられているため、厚生労働大臣が定める薬価についても低く抑えられています。

### ・一般用医薬品（ＯＴＣ薬）

一般用医薬品のことをＯＴＣ薬と呼ぶこともあります。ＯＴＣとはOver The Counter の頭文字を取っています。いわゆるカウンター越しに販売される医薬品、という意味になります。

厚生労働省のホームページでは、定義として、「医療用医薬品として取扱われる医薬品以外の医薬品をいう。」すなわち、一般の人が薬局等で購入し、自らの判断で使用する医薬品であって、通常、安全性が確保できる成分の配合によるものが多い。承認審査上の違いとして、「一般の人が直接薬局等で購入し、自らの判断で使用することを前提に、有効性に加え、特に安全性の確保を重視して審査される。」と記載されています。さらに、医療用医薬品と一般用医薬品の使い分けの例も記載されていますので、参照してください。

# 3 調剤請求事務が注目されている理由

1974年に医薬分業がスタートして以降、多くの調剤薬局が開設され、令和2年時点では約6万件の保険調剤薬局が運営されています。これ以外にも医薬品を扱う施設としては、ドラッグストアもあり、令和4年時点では2万件に迫る勢いで増加しており、市場規模も急成長しています。

このような中、医療事務や調剤事務の人気は依然として高く、某大手通信教育資格ランキングでも1位医療事務、2位調剤事務となっています。

さらに、調剤薬局やドラッグストアで販売する一般用医薬品を扱うことができる登録販売者制度にも注目が集まり、先のランキングでもトップ10に入ってきています。

パート3でも詳しく解説していきますが、現在の医療業界において、調剤薬局の社会的意義は極めて重要で今後益々活躍の場が広がると予想されます。調剤事務が人気の理由としては次のようなものが考えられます。

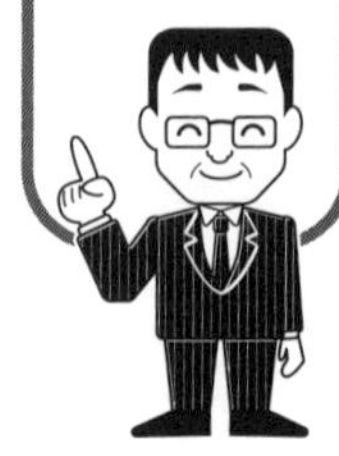

①医療事務よりも範囲が狭く資格取得しやすそう
②多様な勤務形態で仕事ができそう
③保険調剤を行なう薬局は倒産リスクが少なそう
④求人件数が多そう
⑤登録販売者などにステップアップして専門性を高められそう
⑥医薬品についての知識が身に付きそう
⑦仕事内容がクリーンなイメージがある
⑧結婚後、引っ越ししても新しい職場が見つかりやすそう

このように働く上ではメリットになりそうな事柄が多く、魅力的な職業だと感じることでしょう。

もちろん、専門的な知識を持って業務に当たらなければなりませんので、資格を取得したとしても勤務しながら知識を増やす努力は必要です。特に保険診療の基礎になっている報酬制度は原則的に2年に1回の改定が行なわれます。さらに医療用医薬品の価格は毎年見直しが行なわれます。ある程度は、レセプトコンピュータがしてくれますが、請求を担

当する事務員も内容に精通しておかなければなりません。調剤薬局で事務として勤務した場合は、次のような内容の業務に従事することになります。

①受付業務

病院や診療所を受診した患者さんが、医療機関で交付された処方箋を持って来局します。薬剤師はこの処方箋に基づいて調剤し、服用に当たっての指導を行ないます。

調剤事務員は、処方箋に記載されている氏名や保険に関する情報を、専門のコンピュータに登録します。

②会計業務

処方箋の内容や薬剤師が行なう服薬指導の内容に基づき、費用の計算を行ないます。この費用の単価は調剤報酬点数として、厚生労働省によって定められた内容に則って計算します。処方箋受付時には、患者さんが提出した保険証に定められた割合の費用を徴収します。この患者さんが支払う費用のことを一部負担金と呼んでいます。

③レセプト業務

１日から月末までの来局者の請求を行ないます。
この時点では、処方箋受付時の一部負担金相当額しか徴収していませんので、それ以外の費用を調剤報酬明細書（レセプト）という形で請求を行ないます。
レセプトで請求した費用は、審査機関の審査を経て入金されます。例えば、４月１日～４月30日までの調剤に対して、レセプトを５月１日～５月10日に提出すると、６月の中旬から下旬に入金されることになります。

## ④その他の業務

調剤事務員のメイン業務としては、受付業務と請求業務になりますが、これ以外にも非薬剤師業務などもあります。発注し納品された医薬品の確認をしたり、ピッキング作業（処方箋を見ながら、薬の種類・重量・数量を確認して、棚から取り出す作業）が非薬剤師業務に該当しますが、詳しくはパート３（90～91頁の調剤業務のあり方について参照）で解説します。

――以上が概ね調剤事務員の業務になりますが、これらの業務を遂行するに当たり、薬剤・法律・保険制度・調剤報酬など幅広い知識が必要になります。

社会的にも意義があり、今後益々必要性の高まる調剤薬局で貢献できる人材になれるように、調剤事務員を目指してみてはいかがでしょうか。

# 4 増える薬局とドラッグストア

令和2年度での薬局数が6・1万件であることは既に触れましたが、ドラッグストアもかなりのペースで増加しています。

皆さんの地域でも、例えばファミリーレストランだった場所がドラッグストアに変わっているなんてことも目にされているのではないでしょうか。

薬局のことは正式には**保険調剤薬局**と言います。いわゆる保険証を使った診療に対して、医師が処方箋を交付した場合に、この保険調剤薬局に患者さんが処方箋を持参し、医師が指示した薬剤を調剤し販売することができます。これを**院外処方**とも言います。

院外処方に対して処方箋を発行せず、受診した医療機関内で投薬を行なうことを、**院内処方**と言います。ともに薬剤の単価は薬価基準という公定価格によって計算されますので、日本国内であれば北海道でも沖縄県でも薬剤の単価は同じになっています。

このように医師の指示に基づき購入することができる医薬品のことを、**医療用医薬品**と

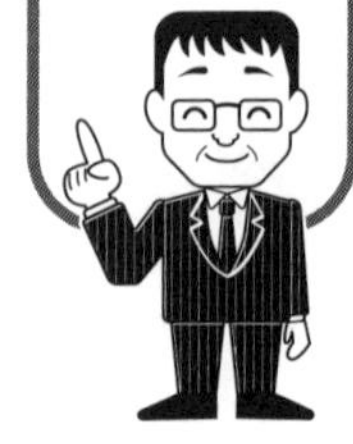

呼んでいます。

医療用医薬品に対して、医師の診断や指示が必要なく患者自身の判断で自由に購入することができる医薬品があります。こちらは保険証を使わず、全額自費で購入することになりますが、このような医薬品を**一般用医薬品**と呼んでいます。

昨今では、医療用医薬品であった薬剤が、一般用医薬品として購入することができるようになったものも多くあります。このような医薬品をスイッチOTC薬と呼ばれています。17頁のキーワードでも解説しましたが、OTCとは、「over the counter」の頭文字を取っていますが、カウンター越しに販売できる医薬品ということで、ドラッグストアで購入することができる医薬品を指しています。すなわち一般用医薬品のことになります。

厚生労働省では、年々増加している国民医療費の抑制政策の一つとして、スイッチOTCを推進しているようにも見受けられます。このようなことから今後もスイッチOTCは増加すると思われますが、このような医薬品を販売する中心的な施設がドラッグストアということになります（最近はOTC薬を販売する保険調剤薬局も増加しています）。

このドラッグストアも年々増加傾向にあります。2014年では1万3000店であった施設数が、2017年には1万5000店を超え、2021年には**1万8000店**に迫る規模になっています（経済産業省、商業動態統計）。売上高も2021年度には

7兆3000億円の規模に成長しています。

平成19年度に薬事法が改正され、登録販売者制度も確立され今後益々成長する業界であると言えます。

特に近年ではコロナ禍でさらに売上規模が増加しています。登録販売者については後ほど詳しく解説しますが、調剤薬局で勤務し、経験を積みながら薬剤師の代わりに一般用医薬品の販売することができる登録販売者を取得する事務職員も多くなっています。

少し話が逸れましたが、医師の指示がなければ購入することができない医療用医薬品を、販売できる（処方箋を取り扱うことができる）施設が保険調剤薬局であり、医師の指示がなくても患者さん自身の判断で購入することができる一般用医薬品を販売できる施設をドラッグストアであると理解しておきましょう。

# 5 調剤事務として働く職場となる薬局の仕組みはどうなっているのか?

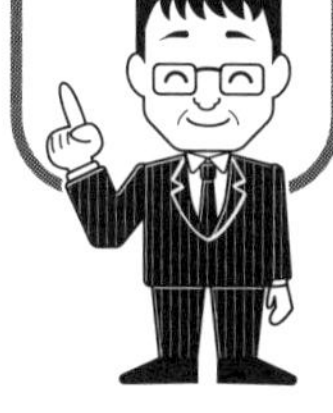

調剤薬局は、法律に則り様々な機能を持っています。まず調剤薬局のメイン業務である調剤とは、医師（歯科医師）が発行する処方箋に基づき薬剤を調製することを言います。さらに、一般用医薬品（医師の指示がなくても購入する事が可能な薬品）の販売を行なうことも認められています。

医薬品の分類に関しては、**日本薬局方**と言う、品質規格や基準を定めた公定書などもあり、薬価基準（医療用医薬品を掲載しているもの）には、薬剤名の前に局と記載されています。局以外にも、向精神薬は向、劇薬は劇、麻薬は麻、毒薬は毒、後発医薬品は後、等が記載されています。医療用医薬品の調剤以外の調剤薬局が担う代表的な機能は次のようなものがあります。

## ・医療用医薬品の調剤

・一般用医薬品の販売
・医療材料の販売
・医療機器の販売（※病気の診断、治療や予防に使用する身体の構造、機能に影響を及ぼすことを目的としたもので、政令で定められたものが該当します。血圧計や体温計、血糖測定器などがあります）
・医薬部外品の販売（※医薬品と比べると人体に対する作用が緩和なものを医薬部外品と呼んでいます。医薬部外品は薬局でなくても販売することが可能です。染毛剤、浴用剤、薬用歯磨き、薬用化粧水、薬用のど飴などがあります）
・化粧品の販売（※美容のために身体に塗るなどの方法で使用するもので、人体に対する作用が緩和なものを化粧品と言いますが、化粧水、シャンプー、石けん、香水などがあります）

---

前記を見るとわかるように、医療用医薬品だけではなく、医療機器や医療材料（在宅自己注射などの注射器や針）医薬部外品、化粧品の販売まで担うことができます。

薬剤師は医薬品の専門家なので、健康相談や服薬に関する相談などを受けることができます。厚生労働省でも、かかりつけ薬剤師制度を推奨しており、薬剤師の活躍の場は益々拡大していると言えます。また既に解説しましたが、医療業界において調剤薬局の果たす役割も年々重要度が増していますので、調剤事務員や登録販売者も含めてやりがいを感じながら業務に当たることができるでしょう。

## ●薬局で働く人々

調剤薬局では、薬剤師、調剤事務員などの職種が勤務していますが、組織としては、次のような形が一般的です。

### ・経営者

保険調剤薬局は薬剤師でなくても開設することが可能です。したがって、株式会社が保険調剤薬局を開設しているケースも多く見られます。もちろん、薬剤師が開設者になっているケースもあります。株式会社なので、通常の会社と同様に社長などの役職者が経営を担っています。

### ・管理薬剤師

これまでは管理薬剤師の規定は特になく、薬剤師であれば管理薬剤師として勤務することができましたが、令和元年の**薬機法**（※）**改正**により、管理薬剤師になるには相応の能力や経験が求められるようになりました。

要件としては、「原則として、薬局における5年以上の実務経験があり、中立的かつ公共性のある団体の認証を受けた認定制度の認定薬剤師であること」が推奨されています。ただし、あくまで推奨なので、法律で定められている要件ではありません。さらに管理薬剤師は兼業に関しても規定があります。管理薬剤師は原則として1カ所の施設において業務に従事することが求められます。調剤薬局には複数の薬剤師が勤務していますが、管理薬剤師は薬剤師をまとめる役割も担います。管理薬剤師は、運営にも従事し、スタッフの管理も担当するなど非常に重要なポジションで勤務しています。

※薬機法：「医薬品、医療機器等の品質、有効性及び安全性の確保等に関する法律」の略

**・調剤事務員**

調剤薬局で事務を担当する調剤事務員もとても重要な役割を担います。複数の店舗を運営しているような薬局グループなどにおいては、調剤事務員が店長職になり店舗運営をするケースも増加しています。

**調剤事務員の業務としては、処方箋の受付業務や会計業務（レセプト作成含む）、在庫**

**管理やピッキング作業などの非薬剤師業務など多岐に渡ります。介護関連施設などの処方箋を受けている調剤薬局では、施設へ医薬品を届ける配薬と呼ばれる業務を担当することもあります。**調剤薬局にとって、調剤事務員の担う役割はとても重要で有り、調剤薬局を運営する上では薬剤師と並び、重要な職員と言えます。

### ・登録販売者

一般用医薬品を販売している調剤薬局では、医薬品を販売する専門職として、薬剤師以外に登録販売者を配置しているケースがあります。一般用医薬品の分類として、第1類から第3類に分類されていますが、第2類及び第3類の一般用医薬品は登録販売者が販売することが認められています。

第1類については薬剤師でなければ販売することは認められません。薬局経営を考えると保険調剤だけでは厳しいケースもあり、一般用医薬品の販売を行なう薬局も増加しています。登録販売者は調剤事務員として勤務し、経験を積みながら登録販売者試験にチャレンジし、資格取得しているケースも多く、ぜひ取得したい資格の一つです。

# 6 医療業界で働く専門職の種類は？

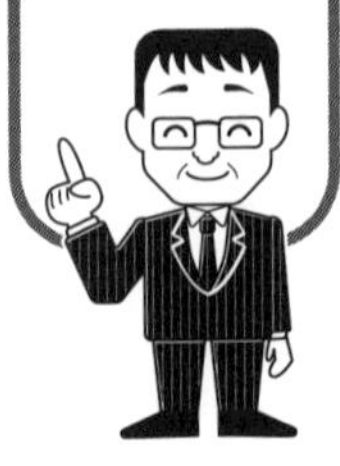

さて、保険調剤薬局で働くと、病院やクリニック、場合によっては介護施設と関わりを持ちます。医療や介護では多くの専門職が各々の役割を果たしていますが、調剤薬局で勤務する上でも各専門職の役割を認識しておく必要があります。

では、専門職の名称や業務内容について、見ていきましょう。

## 医師

医師は大きく分類すると「臨床医」と「研究医」に分類されます。

臨床医とは、病院に勤務したり、診療所（医院やクリニック等）を開設し、患者に接しながら病気の治療を行ないます。調剤薬局が受け取る処方箋についても医師が記載し交付されます。調剤薬局はこの処方箋に基づいて調剤を行ないますが、処方内容に疑義が生じた場合は（例えば、相互作用に問題がある、投与量が多い等々）、処方箋を発行した医師に確認をしなければなりません。また最近では、禁煙外来などの予防医療についても担当することが多くなりました。

研究医は、大学や研究所で病気の原因や治療法といった基礎医学の研究を行なっています。

それ以外にも、監察医務院と呼ばれるような施設で司法解剖と呼ばれるような業務を担当する医師もいます。医師は、医療機関のリーダー的存在であり、すべての医療行為は医師の指示において行なわれています。

最近では、**チーム医療**という考え方が定着しています。チーム医療とは医師・看護師・薬剤師・臨床検査技師・診療放射線技師・理学療法士・管理栄養士などの各専門職と連携しながら患者をサポートしていくことを言います。

医師は患者に対しての診療・治療の高度な知識が必要となりますが、判断力・統率力など生命を預かる責任感が求められます。医師の役職については、理事長や院長のほかに診療部長や医長などと呼ばれる医師もいます。

医師になるためには、大学の医学部において6年間学習し、医師の国家試験に合格してから、2年間の初期臨床研修を受けることになります。また、医療機関で勤務する医師は、保険証を活用した診療をすることになりますので、保険医の登録も必要になります。それ以外にも健康診断を専門に行なう医師もいます。

## 薬剤師

調剤薬局で勤務した場合、一番接触する専門職は薬剤師になります。

薬剤師は、病院や診療所などの院内の薬剤部で勤務している場合や、院外の調剤薬局で医師の処方に基づき調剤を担当している場合もあります。

また、薬剤の服用方法や副作用、相互作用など必要な事項を患者に説明する**服薬指導**なども担当します。最近は調剤薬局なども多くなりましたが、薬局を開設する薬剤師も多くなっています。病院や調剤薬局以外でも、ドラッグストアに勤務している薬剤師も多くなっています。

薬剤師になるには大学の薬学部で6年の教育を受け、その後、国家試験に合格する必要があります。

## 看護師

看護師は医師の指示に基づき、診療や治療の補助を行なったり、病気の方に対して看護を行ないます。

昨今は介護関連施設で勤務したり、訪問看護ステーションを開設する看護師も増加しており、調剤薬局の事務職員としても関わることが多い職種と言えます。

看護師の業務は、内科や外科、産科など勤務する診療科によって業務内容や必要となる知識も異なりますが、最近では専門看護師制度などもでき、今後益々活躍する場が拡大すると思われます。

病院勤務では、24時間体制で患者をサポートする必要があるため、二交代や三交代で勤務することになります。業務がかなりハードであるため体力も必要となり、人を思いやる気持ちや明るい性格なども必要と言えます。看護師になるには看護系大学や専門学校で教育を受け国家試験に合格する必要があります。

## 保健師・助産師

保健師は学校や会社、保健所などにおいて人の心と身体の健康を守るために相談や指導を行ないます。

病院に勤務する場合は、医師や看護師と連携して看護活動なども行ないます。保健師になるには看護師になってから、さらに養成施設において1年の教育を受ける必要があり、保健士国家試験に合格した場合、保健師免許が授与されます。

助産師も保健師と同様に看護師免許を取得した後、養成施設において1年の教育を受けることが必要です。業務内容としては、母体の医学的な観察・指導・ケアを行なう助産・新生児の観察など妊婦から出産、育児まで母子の健康を守ることが業務となります。

## 理学療法士

事故や病気や怪我によって、身体機能に障害を持った人が社会生活を取り戻せるように身体機能の回復を援助するのが理学療法士です。具体的には、歩行などの日常生活動作の回復を目指して訓練を担当します。理学療法士は「PT（Physical Therapist）」と呼ばれることが多く、高校を卒業後、大学や専門学校において教育を受け国家試験に合格することが必要です。

## 作業療法士

身体障害者や精神障害、発達障害、老年期障害などを持つ人に対して、機能の回復や機能低下の予防を図るのが作業療法士です。医師や理学療法士、介護福祉士と連携をとり、個人の障害の程度に合わせたリハビリメニューを作成し、工作や手芸などの作業、生活動作の訓練などを担当します。作業療法士は「OT（Occupational Therapist）」と呼ばれることが多く、高校を卒業後、大学や専門学校において教育を受け国家試験に合格することが必要です。

**言語聴覚士**

言語障害や難聴、失語、言語発達遅滞など言語聴覚の障害を持つ人に対し、機能障害から生じるコミュニケーション障害の程度を評価して、機能の改善や維持、または代わりになるような訓練を担当します。言語聴覚士は「ＳＴ（Speech Therapist）」と呼ばれることが多く、厚生労働省の指定する大学や専門学校において教育を受け国家試験に合格することが必要です。

**臨床検査技士**

医師の指示に従って患者の状態を調べるための検査を担当します。

検査には、尿や血液などの検体を用いて行なう検体検査や心電図などのように、身体に装置をつけて行なう生体検査があります。

このような検査を担当するのが臨床検査技師です。高校を卒業後、指定の養成施設で3年程度の教育を受け国家試験に合格する必要があります。

## 診療放射線技師

医師または歯科医師の指示により、放射線を人体に照射して、病気の診断や治療に必要な情報を提供するのが診療放射線技師です。通常のレントゲン以外にも、ＣＴやＭＲＩと呼ばれる装置を使用した撮影も担当します。診療放射線技師になるには、高校を卒業後３年程度の教育を受け、国家試験に合格する必要があります。

## 栄養士

学校給食や病院、会社の食堂などで、食物や栄養についての知識を生かして、バランスの良い献立を提案し、調理業務や食生活について指導を行ないます。また、病院では入院患者の給食管理と入院・外来患者の栄養指導を行ないます。保健所の栄養士は栄養指導員と呼ばれ、栄養の摂り方や赤ちゃんの食事の注意点などを指導します。

栄養士になるには、高校を卒業後、大学や短大、専門学校の栄養養成課程を卒業すれば取得できます。

### 管理栄養士

責任者として栄養士の管理、指導を行ないます。管理栄養士になるには、栄養士の免許取得後に1～3年以上の実務経験を積むか、4年生大学で管理栄養士養成過程の教育を受けた後に国家試験に合格する必要があります。

### 調理師

飲食店、または学校、病院などの給食施設で調理業務を行ない、人々に安全な飲食物を提供します。病院では献立は栄養士、調理は調理師と分業になっています。

調理師になるには調理員として2年以上の経験を積めば国家試験を受験できるほか、専門学校や短大の専門課程で学んで申請することで取得できます。

### 精神保健福祉士

精神科ソーシャルワーカー（ＰＳＷ：Psychiatric Social Worker）等と呼ばれ、精神的な障害のある人をサポートします。病院では入院から退院までの相談に応じ、日常生活を送るための援助を行ないます。

病院以外では、社会復帰施設の指導員や精神保健福祉センターなどで市民のメンタルヘルスの啓蒙活動に携わったりします。

精神保健福祉士になるには大学等で指定科目を履修したり、養成施設で教育を受けた後、国家試験に合格する必要があります。

### 社会福祉士

ソーシャルワーカーとも呼ばれる社会福祉専門職です。精神的・身体的・経済的なハンディキャップのある人から相談を受け、日常生活がスムーズに営めるように援助を行ないます。

また、行政や医療機関など各関連施設をつなぐ役割も担います。社会福祉士になるには大学等で指定科目を履修したり、養成施設で教育を受けた後、国家試験に合格する必要があります。

### 介護福祉士

ケアワーカーとも呼ばれ、介護が必要なお年寄りや障害のある人に対して、日常生活がスムーズに営めるように介助をしたり、介護に関する相談に応じます。

他の介護職員や医療職、家族と連携するための介護計画の作成や健康管理、身辺介助、家事援助など仕事の範囲は多岐にわたります。

介護福祉士になるには、厚生労働大臣が指定する養成施設を卒業するか、3年以上介護等の業務に従事し国家試験に合格する必要があります。

## 登録販売者

薬剤師とともに、薬局や薬店、ドラッグストアなどにおいて、**一般医薬品**（いわゆる大衆薬や市販薬と呼ばれている薬剤）の販売を担当することができます。

一般医薬品の販売だけでなく、**お客様からの相談に応じたり、情報提供をするため、幅広い知識を持つ必要があります。**

登録販売者になるには、各都道府県が実施する登録販売者試験に合格し、都道府県知事の登録を受けることが必要です。

# 7 登録販売者ってどんな資格？

先にも述べたように、一般用医薬品の販売をすることができる資格として定められているのが登録販売者ということになります。この部分をもう少し詳しく解説すると、一般用医薬品は、**医薬品、医療機器等の品質、有効性及び安全性の確保等に関する法律**に定められていますが、次のように分類されています。

**・一般用医薬品**

医薬品のうち、その効能及び効果において人体に対する作用が著しくないものであって、薬剤師その他の医薬関係者から提供された情報に基づく需要者の選択により使用されることが目的とされているもの（要指導医薬品を除く。）をいう。

**・第一類医薬品**

1　医薬品、医療機器等の品質、有効性及び安全性の確保等に関する法律第14条の4第1項第2号に規定する厚生労働大臣が指示する医薬品であって、同号に規定する厚生労働大臣が指示する期間に1年を加えた期間を経過していないもの

2　医薬品、医療機器等の品質、有効性及び安全性の確保等に関する法律第14条第8項第1号に該当するものとして承認され、同法第79条第1項の規定に基づき、製造販売の承認の条件として当該承認を受けた者に対し製造販売後の安全性に関する調査を実施する義務が課せられている医薬品（その製造販売の承認のあった日後調査期間を経過しているものを除く。）と有効成分、分量、用法、用量、効能、効果等が同一性を有すると認められる医薬品であって、調査義務が課せられている医薬品のうち、調査期間に1年を加えた期間を経過していないもの

3　専らねずみ、はえ、蚊、のみその他これらに類する生物の防除のために使用されることが目的とされる医薬品のうち、人の身体に直接使用されることのないもの（毒薬又は劇薬に限る。）

4　下表の「告示名」欄に掲げるもの、その水和物及びそれらの塩類を有効成分として含有する製剤（表は省略しています）

以上が第一類になりますが、代表的な薬剤としてはロキソニン錠やアレグラ錠などがあります。

**・第二類医薬品**

1　専らねずみ、はえ、蚊、のみその他これらに類する生物の防除のために使用されることが目的とされる医薬品のうち、人の身体に直接使用されることのないもの（第一類医薬品及び毒薬又は劇薬を除く。）

2　専ら滅菌又は消毒に使用されることが目的とされている医薬品のうち、人の身体に直接使用されることのないもの

3　下記に掲げる漢方処方に基づく医薬品及びこれを有効成分として含有する製剤（表は省略しています）

第二類は第一類の薬剤よりやや効力が弱い薬剤になりますが、第一類で挙げた薬剤と同じ解熱鎮痛剤ではバファリン錠やイブ錠などがあります。

・**指定第二類医薬品**

以下に掲げるもの、その水和物及びそれらの塩類を有効成分として含有する製剤。ただし、医薬品、医療機器等の品質、有効性及び安全性の確保等に関する法律第36条の7第1項第1号及び第2号の規定に基づき厚生労働大臣が指定する第一類医薬品及び第二類医薬品（平成19年厚生労働省告示第69号）別表第2に掲げる漢方処方製剤は除く。

---

・**第三類医薬品**

下表の「成分名」欄に掲げるもの、その水和物及びそれらの塩類を有効成分として含有する製剤。（表は省略しています）

※詳細は厚生労働省ホームページにて検索してください。令和4年度の試験についての案内を例として掲載します。参考にしてください。

ドラッグストアで扱える一般用医薬品は前記のように分類されていますが、販売を担当する登録販売者試験は次のようになっています。

**参考例**　【登録販売者制度、東京都の場合】（※最新情報は東京都ＨＰを参照してください。）

令和４年度登録販売者試験について

実施結果

令和４年９月11日に実施した登録販売者試験の結果は、以下のとおりです。

合格者には、合格通知書を簡易書留で郵送します。合格通知書は、販売従事登録申請を行う際に必要となりますので、大切に保管してください。

※令和４年10月24日を過ぎても合格通知書が届かない場合には、０３-●●●●-●●●●（登録販売者試験担当）にお問い合わせください。

※問合せ時間は、祝日を除く月曜日から金曜日の午前9時から正午まで、午後1時から午後5時までです。

| 受験予定者数（人） | 受験者数（人） | 合格者数（人） | 合格率（%） |
|---|---|---|---|
| 5、697 | 4、570 | 1、898 | 41・5 |

合格基準

配点を各問1点とし、以下の2つの基準の両方を満たす受験者を合格とします。

1．総出題数（120問）に対する正答率が7割以上（84点以上）であること

2．試験項目ごとの出題数に対する正答率が3割5分以上であること

試験日程等

試験日時

令和4年9月11日（日曜日）午前10時から午後3時30分まで

試験実施場所

芝浦工業大学豊洲キャンパス（東京都江東区豊洲三丁目7番5号）

昭和女子大学世田谷キャンパス（東京都世田谷区太子堂一丁目7番57号）

東京外国語大学府中キャンパス（東京都府中市朝日町三丁目11番1号）

早稲田大学早稲田キャンパス（東京都新宿区西早稲田一丁目6番1号）

試験項目及び問題数

試験項目及び問題数は、以下のとおりです。

1　医薬品に共通する特性と基本的な知識：20問

2　人体の働きと医薬品：20問

3　薬事に関する法規と制度：20問

4　主な医薬品とその作用：40問
5　医薬品の適正使用と安全対策：20問
8　販売従事登録申請について
販売従事登録申請は、従事する薬局、店舗販売業又は配置販売業を所管する都道府県にて行う必要があります。

東京都では、随時、販売従事登録を受け付けています。

他道府県での登録については、登録を予定している道府県庁にお問い合わせください。

登録販売者販売従事登録について
9　問合せ先
東京都福祉保健局健康安全部薬務課 登録販売者試験担当
電話番号　03-●●●●-●●●●
問合せ時間は、祝日を除く月曜日から金曜日の午前9時から正午まで、午後1時から午後5時までです。
（注意）お問合せ、ご相談内容等を、必要に応じて通話終了後に確認するため、通話内容を録音させていただくことがございます。あらかじめご了承ください。

以上が試験概要になりますが、ご覧いただくとおわかりの通り、登録販売者制度とは各都道府県が実施している資格となります。合格率なども都道府県により大きく異なります。ご自身のお住まいの都道府県以外でも受験することができますので、受験を検討される場合は近隣の都道府県について調べて受験しましょう。

これまでにも述べたように、ドラッグストアの役割やニーズは今後益々拡大することは確実で、さらに調剤薬局においても一般用医薬品を取り扱うことが増え、コンビニエンスストアでも登録販売者を配置して一般用医薬品を販売することが可能なため、就職活動を進める上ではかなり優位になると言えます。ご自身のキャリアアップのためにも、登録販売者試験にチャレンジすることをお勧めします。

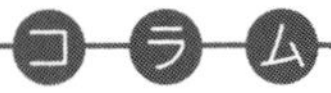


## ◎薬局で使用する最新機器

薬局内では様々な機器を活用して業務が行なわれています。分包機や調剤報酬を算定したりするレセプトコンピュータなどが代表的ですが、最近では一包化監査システムなどの機器も見られるようになりました。

一包化とは、服用するタイミングごとの薬剤をひとつの袋にまとめて、飲み忘れや飲み間違いを防ぐために行なわれる行為ですが、錠剤のヒート包装から取り出しばらばらにした薬剤を分包しますので、薬剤師が監査をする上ではかなり煩雑で慎重に行なう必要が生ずる業務になります。

患者さんに薬剤を渡す前に、処方箋に記載されている薬剤が正確に調剤されているかどうかを確認することを監査業務と呼んでいますが、薬剤師にとってはかなり大変な作業であり、時間を要します。液剤や粉末、塗り薬などは従来通り薬剤師が確認する必要がありますが、一包化監査システム機器を用いると、錠剤の監査は機械的に行なうことができるようになります。

特徴としては、分包した薬剤が重なっている場合に自動でならす機能があったり、1分間で40包読み込むことができたり、監査した薬剤を撮影し記録として残すことが可能だったりと機能も充実してきています。

特に、画像として残すメリットは大きく、調剤し患者さんに薬を渡した後、一部の薬剤が入っていなかった等のクレームが発生することがありますが、このような画像で監査結果が残っていないため、多くの場合、患者さんの主張を受け入れざるを得ないことになります。

今回、紹介したシステムもかなり画期的な機器であると言えますが、まだまだ価格も高額で、機能的にも改善の余地があり、現場での導入には慎重な調剤薬局が多いのも事実ですが、今後益々機能が充実し導入する薬局も増加することになるでしょう。

パート2

# 調剤請求事務の業務内容とは？

大きく分けて
受付業務と
請求業務が
ありますよ！

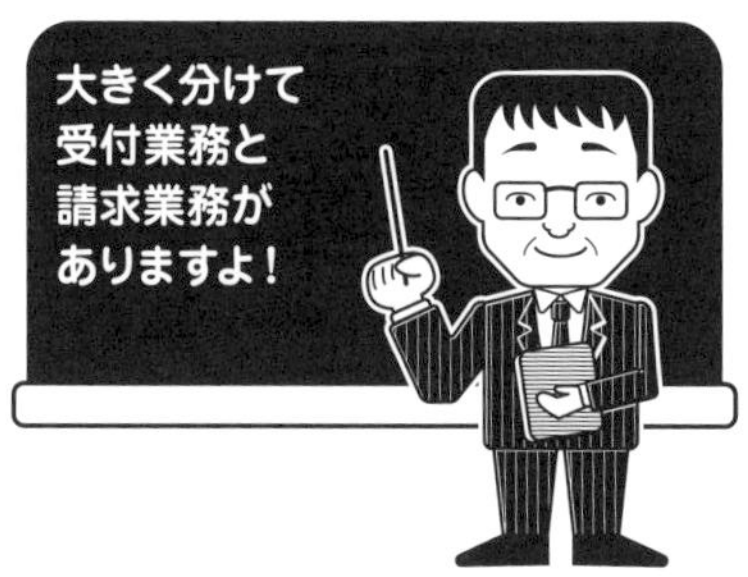

# 1 調剤事務の業務内容

調剤薬局における調剤事務員の役割はかなり広範囲であり、薬剤師と並び調剤薬局になくてはならない人材です。このような調剤事務員はどのような業務を担っているのでしょうか。代表的な業務を取り上げてみたいと思います。

## ①受付業務

来局された患者さんの対応をするのが受付業務になりますが、単に処方箋を受け取り、調剤業務を行なう薬剤師に渡すだけではありません。**当月初めての来局であれば、保険証の確認も必要**になります。**過去に一度も来局したことがない患者さんであれば、レセプトコンピュータに患者登録をする必要もあります。**

## ②請求業務

来院した患者さんは持参した**保険証**に定められた、**一部負担金**を支払うことになります。

**調剤事務員は調剤報酬点数制度**に基づいて一部負担金を計算します。

調剤報酬についてはパート3で詳しく解説しますが、調剤報酬は調剤技術料・薬学管理料・薬剤料・特定保険医療材料料に分類されています。調剤事務員はこのような制度について精通し、正しい調剤報酬を算定する必要があります。

請求業務では、先に述べた一部負担金の計算をして患者さんに負担していただくことになりますが、一部負担金は調剤報酬の一部なので、残りの調剤報酬を請求する必要があります。残りの調剤報酬は調剤報酬明細書（レセプト）を作成して請求することになります。

このレセプトは翌月10日（受付は5日~10日）までに請求することになっており、月次業務となります。なお、請求した調剤報酬は審査機関でチェックされ、不備等があると**返戻**されたり**査定**されたりします。査定とは減点になりますので、予定していた調剤報酬が入金されないことになり、薬局経営にも影響を及ぼします。

請求のプロである調剤事務員は、返戻や査定をされない完成度の高いレセプトを作成しなければなりません。また、返戻や査定を受けたレセプトは、修正して**再請求**をしたり、査定されたレセプトは**復活請求**として再度申請することも可能です。返戻や査定が多いとこのような業務も煩雑になり、さらに手を取られることになります。効率よく業務をこなすためにも完成度の高いレセプト作成を心がけましょう。

**③非薬剤師業務**

平成31年4月2日、厚生労働省医薬・生活衛生局総務課長から、「調剤業務のあり方について」という文書が出されています。

これは薬剤師の行なう対人業務を充実させる観点から、医薬品の品質の確保を前提として対物業務の効率化を図る必要があることから、**薬剤師以外のスタッフの業務範囲について明示されたものになります。**

具体的には、処方箋に記載された医薬品（ＰＴＰシート又はこれに準ずるものにより包装されたままの医薬品）の必要量を取り揃える行為などが記載されています。詳しくは本書でも解説しますが、厚生労働省のホームページでも参照することができますので、興味のある方は確認してみてください。

# 2 調剤事務員は薬局の顔！良い印象を与えるために必要なこととは

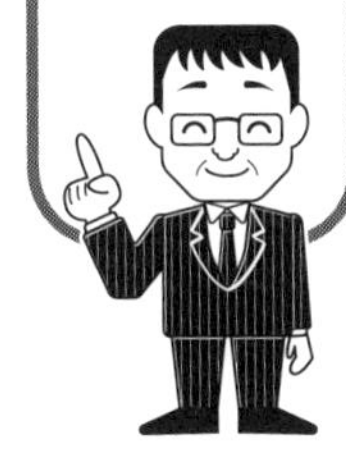

調剤薬局を訪れる患者さんが最初に接触するのは、受付を担当する調剤事務員です。この時の印象で、調剤薬局の第一印象が決まるといっても過言ではありません。一般的に第一印象は、数秒で決まり、さらに一度持たれた印象は変えにくいと言われています。出会いの瞬間に「感じが良い」というプラス印象か、「嫌な感じ」というマイナス印象かが決まってしまいます。良い印象を持ってもらえば、その後の人間関係も良好になり、仕事もスムーズに進めることができるでしょう。

逆に悪い印象を与えてしまったとしたら、その患者さんが再度来局される可能性は極めて低いでしょう。特に医療機関の近辺にあるいわゆる門前薬局では多くの調剤薬局があり、次回からは他の薬局に処方箋を持って行かれてしまうことになります。

調剤薬局には多くの患者さんが処方箋を持ってこられますが、**あなたにとって100人目の患者さんでも、患者さんにとっては1人目の職員**ということになります。このようなことを理解した上で日々の業務に当たることが必要になります。では、良い印象を与えるにはどのようなことを心がける必要があるでしょうか。

パート3では、信頼関係が重要であり、専門知識に裏付けされた対応が必要など詳しく解説していますが、この項では表情など基本的な部分について触れておきます。

第一印象は、顔の表情・動作・態度・姿勢・身だしなみ・言葉遣い・挨拶などから伝わります。

この一つひとつに表情があり、その人の持つ様々な表情が印象となって相手に伝わります。表情とは、気持ちを顔つきや身振りに出して表すことです。

調剤薬局を含む医療機関を訪れる患者さんは、思いやりの気持ちを期待しています。優しい笑顔で接し、患者さんに積極的に歩み寄り、表情豊かに表現して対応していきましょう。

先にも述べたように、患者さんに好感を持ってもらえないということは、次回以降の来局も期待できず、薬局経営にも多大な影響を与えることになります。最初に患者さんと接する調剤事務員は、このことを十分に理解して業務に当たりましょう。以下は表情のポイントになります。

①無表情は「やる気がない」「感じが悪い」「話しづらい」などの印象を与え、誤解を招くことにもつながりますので注意が必要です。
②待機中は話しかけられやすい微笑顔、会話中は会話の内容にもよりますが、概ね笑顔が好ましいでしょう。
↓微笑顔は口の形に気をつけ、口角を上げる
↓笑顔は目を細めるイメージ
③大切な内容を伝える際は、笑顔ではなく真剣顔で話すのが良いでしょう。
↓真剣顔は目の表情に気をつけ、あごを引き、目をしっかり開ける。
④待合等でしんどそうな患者さんがいれば、こちらから声をかけ、身体を気遣う心配顔で接することが必要です。
↓心配顔は目線を下げるイメージ

以上が良い第一印象を与えるポイントになります。参考にして、信頼される調剤事務員を目指しましょう!

# 3 調剤報酬請求事務の仕組みとは

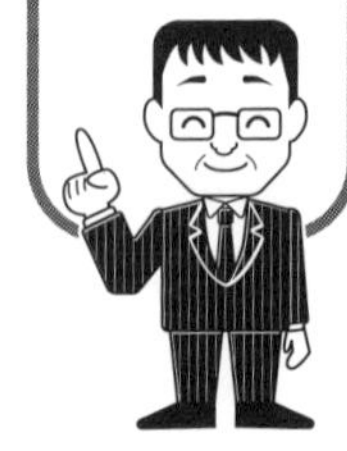

医療や調剤、歯科などの医療機関では保険証を提示することにより、診療費の一部を支払うだけで保険診療を受けることができます。これを保険診療と言いますが、**保険診療の単価は厚生労働省が定めています。**

この単価は原則として**2年に1回改定が行なわれます**が、パート1でも解説したように、昨今では医療を担っている機関からすると厳しい改定が続いています。

ちなみにこの改定は、診療報酬本体と薬価・剤料に分けて行なわれますが、**薬価等については1年に1回改定が行なわれています。**令和5年4月にも薬価改定が行なわれています。

令和5年4月の改定は次のようになっています。

―改定の主な事項（厚生労働省ＨＰより抜粋）

○改定の対象範囲については、平均乖離率（7・0%）の0・625倍（乖離率4・375%）を超える品目を対象とした。
○「薬価算定の基準について」（令和5年2月15日中央社会保険医療協議会了解）に基づき、市場実勢価格加重平均値調整幅方式により算定した。
○適用する算定ルールは、①後発品等の価格帯、②基礎的医薬品、③最低薬価、④新薬創出・適応外薬解消等促進加算（加算のみ）、⑤既収載品の外国平均価格調整（※1）を適用した。また、臨時・特例的に、不採算品再算定を調査結果（※2）に基づく全品を対象に適用するとともに、新薬創出・適応外薬解消等促進加算の加算額を増額し、従前の薬価と遜色ない水準とする対応を行なった。

（●出典：厚生労働省HP「令和5年度薬価基準改定の概要」参照）

※1 該当する品目なし
※2 令和4年9月に薬価収載医薬品を供給する業者に対して実施した、物価高騰等の影響による不採算品目の状況に関する調査

なかなか難しい表現が多いのでわかりづらいと思いますが、要は実勢価格の調査を実施し、それに合わせた薬価にしますということです。一般的には引き下げになることが多い

ですが、引き上げになる薬剤もあります。

ここまでに解説してきたように、調剤薬局の売上に関係する項目としては、調剤報酬本体と薬価が挙げられます。

保険調剤薬局が調剤報酬を算定する際は次ページのような流れになります。

調剤報酬請求は、処方箋の内容に基づいて行ないますが、患者が負担する一部負担金の計算と、その他の調剤報酬を請求する調剤報酬明細書の作成を行ないます。

外来患者に対しての患者負担は、都度計算して精算しますが、施設入所者に対しては月単位で請求書を作成して支払いを受けることが一般的です。

## 調剤報酬を算定するまでの流れ

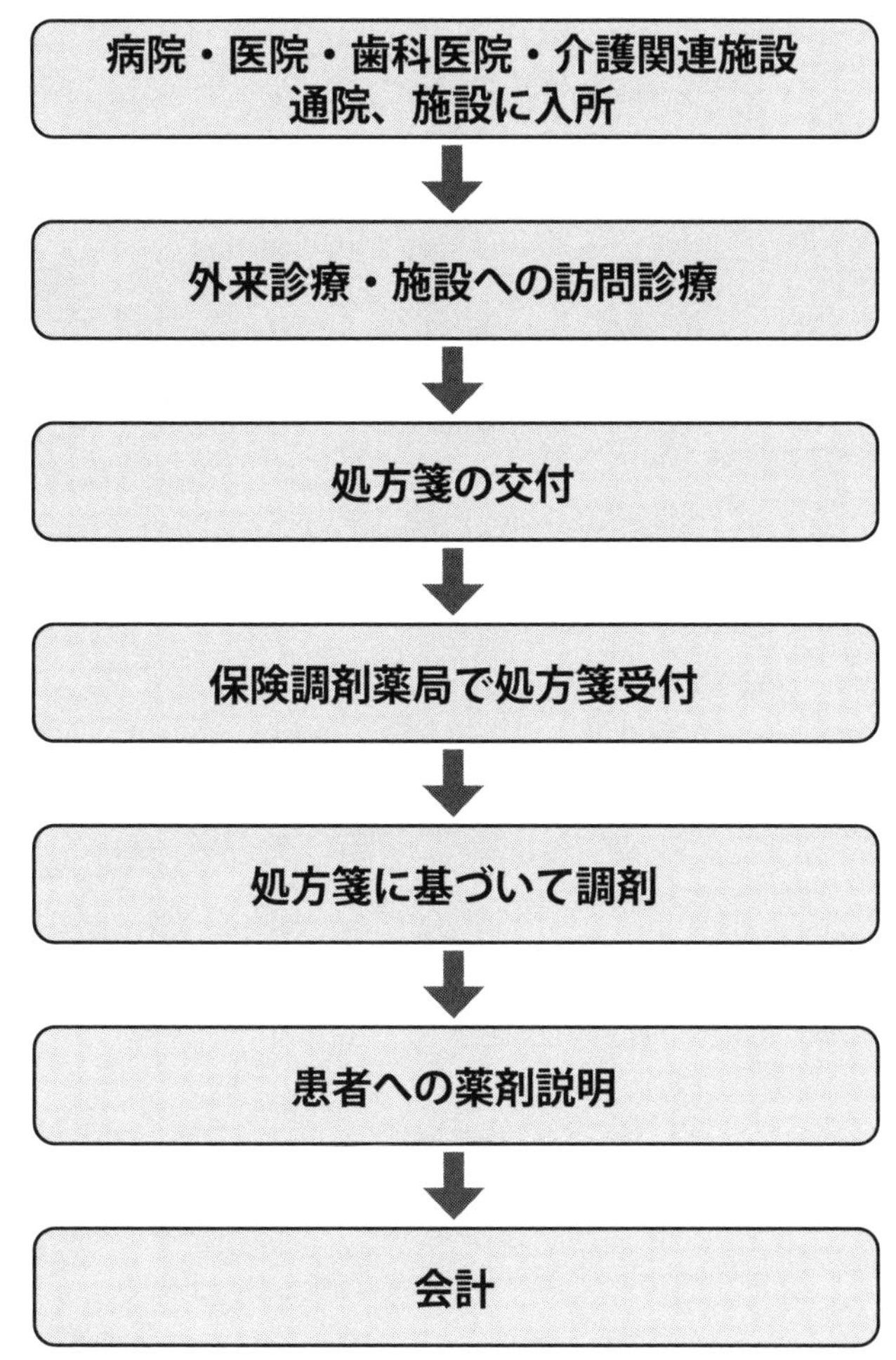

# 4 調剤報酬と介護保険の関係

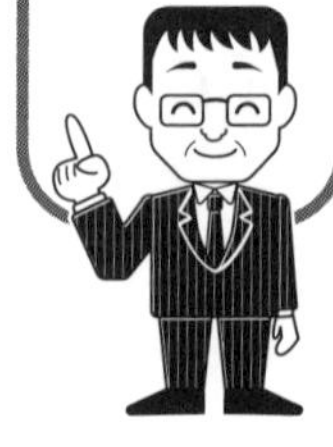

調剤報酬の多くは医療保険を活用し請求することになりますが、一部の報酬は介護保険で請求することがあります。

昨今では、第三の医療として在宅医療が拡大しています。在宅医療については次項で解説をしたいと思いますが、居宅や各介護系施設に対して医師をはじめとする医療従事者が訪問し医療行為を行なうケースが増加しています。

訪問診療についても医療保険を活用することができますが、対象患者が高齢者であることも多く、介護保険の認定を受けている患者さんもいます。

保険制度の考え方として、医療保険と介護保険のいずれにおいても請求が可能な場合は、介護保険を優先して活用するルールがあります。

したがって、介護施設などに入所している患者さんに対して居宅療養管理指導などを行なった場合は、介護保険を用いて請求することがあります。医療保険についてはパート3

で解説していますが、介護保険の概要については説明しておきましょう。

## ●介護保険の概要

介護保険は１９９７年に成立し、２０００年から施行されています。介護保険の対象者は、65歳以上の方が対象になる第1号被保険者と、45歳から64歳の方が対象になっている第2号被保険者となっています。

第1号被保険者は介護が必要になり、介護認定を受けた方なら誰でも利用することができます。一方、第2号被保険者は、特定疾患が原因で介護が必要になった場合に限り、介護保険を利用することができるようになっています。この特定疾患は、診療報酬の医学管理で定められている特定疾患とは異なります。

第2被保険者でいう特定疾患は、がん末期、関節リウマチ、筋萎縮性側索硬化症、脊柱管狭窄症、早老症などが対象となっています。

## ●介護保険の申請

医療保険は、国民皆保険制度下の日本では全国民が何かしらの医療保険に加入することが義務づけられていますが、介護保険は介護保険を利用したい人が申請し、認定を受けることになります。

介護保険を利用したい場合は、市区町村の窓口に申請することから始まります。その後、チェックリストに基づいた1次判定があり、その後、介護認定審査会による2次判定の結果、最終的な要介護度が決定されます。

要介護認定は、非該当・要支援1、2・要介護1～5の8段階で認定されます。非該当以外の認定を受けた方は、認定された要介護度に定められている、利用限度額の範囲で介護サービスを受けることになります。

## ●介護保険の財源

このような介護保険の財源は、国（25％）・都道府県（12・5％）・市町村（12・5％）の公費と、第1号被保険者（23％）と第2号被保険者（27％）の保険料で各50％を負担し構成されています。さらに利用者は1割から3割の自己負担をすることになります。

# 5 在宅患者に対する調剤の仕組み

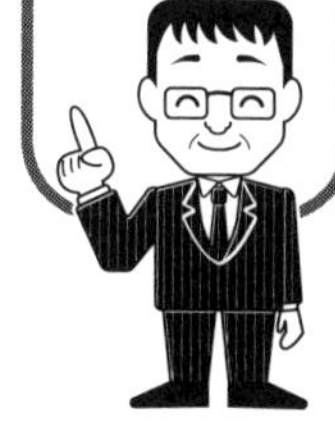

在宅医療は厚生労働省も推進している医療の一つですが、従来から行なわれている入院医療・外来医療に加えて、第三の医療として在宅医療が拡大しています。

在宅医療とは、通院が困難になった患者さんに対して、医師や看護師、薬剤師などが患家（老人ホーム等を含む）を訪問し医療行為を行なうことを言います。

医師の行なう訪問診療には往診と訪問診療がありますが、往診とは患家からの要請に応じて臨時的に訪問して行なう診療を指しています。これに対して、訪問診療は在宅療養計画を策定し、定期的に行なわれる診療のことを言います。

診療報酬の算定においても、算定する項目が異なりますので、行なわれた診療がどちらに該当するのかも理解しておく必要があります。

在宅医療では、調剤薬局も重要な役割を担っています。

まずは往診や訪問診療時に処方箋を交付された場合、**この処方箋に基づき調剤し、患者**

**さんに届けることが必要になります。**

患者さんのご家族が取りに来られるケースも考えられますが、老人ホームや特別養護老人ホームに入所している患者さんの場合は、施設に配薬することが必要になります。

**さらに薬剤師が患家を訪問し、薬学的管理指導等を行なった場合は、在宅患者訪問薬剤管理指導料（診療報酬）や居宅療養管理指導料（介護報酬）等の算定を行ないます。**

なお、外来で発行された処方箋と同様に、処方された薬剤の内容に疑義がある場合は、診療を担当した医師に対して疑義照会を行なう必要があります。調剤薬局の収入の点から見ても訪問診療に纏わる調剤報酬は単価が高く、安定的な薬局運営には効果的といえ、積極的に関わり役割を果たすことが望まれます。

厚生労働省のホームページでは次のように説明されています。

## 在宅医療のイメージ図-①（厚労省HPより）

### 在宅医療を利用できる方（例）

通院が困難。
例えば・・・

難病などで
療養が必要

慢性疾患などで
できる限り
家で過ごしたい

たんの吸引などが
頻繁に必要

### 医師による在宅医療

**訪問診療**

計画的・定期的に、患者さんのご自宅などに医師が訪問し、診療を行います。

**往診**

急変の際などに、不定期に、患者さんのご自宅などに医師が訪問し、診療を行います。

かかりつけ医等は、ご本人の状態に応じ、適切なサービスを受けられるよう、他の医療従事者等へ指示を行います。

### 在宅医療で受けられる主なサービス

かかりつけ医等が自宅などでの療養が必要だと判断した時に、以下のサービスを受けられます。

|  |  |
|---|---|
| 訪問診療 | 通院が困難な方のご自宅に医師が訪問し、診療を行います。 |
| 訪問歯科診療・訪問歯科衛生指導 | 通院が困難な方のご自宅に歯科医師・歯科衛生士が訪問し、歯の治療や入れ歯の調整等を通じて食事を噛んで飲み込めるよう支援を行います。 |
| 訪問看護* | 看護師等がご自宅に訪問し、安心感のある生活を営めるよう処置や療養中の世話等を行います。 |
| 訪問薬剤管理* | 通院が困難な方のご自宅に薬剤師が訪問し、薬の飲み方や飲み合わせ等の確認・管理・説明等を行います。 |
| 訪問によるリハビリテーション* | 通院が困難な方のご自宅に理学療法士・作業療法士・言語聴覚士が訪問し、運動機能や日常生活で必要な動作を行えるように、訓練や家屋の適切な改造の指導等を行います。 |
| 訪問栄養食事指導* | 管理栄養士がご自宅に訪問し、病状や食事の状況、栄養状態や生活の習慣に適した食事等の栄養管理の指導を行います。 |

* 医師の指示のもとで実施

在宅医療をご存じですか？

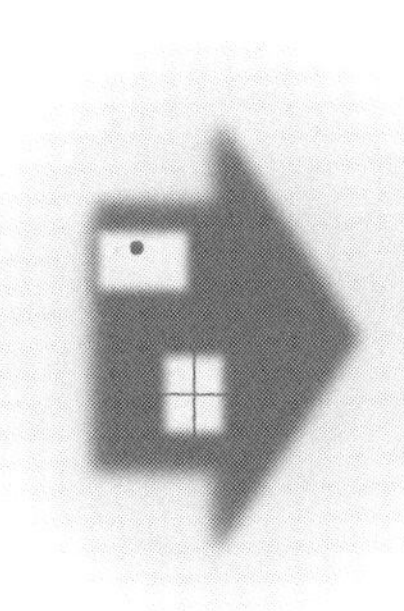

編集：○○○○○

●出典：厚生労働省のホームページ▶【健康・医療】の「在宅医療の推進について」▶在宅医療に関する普及・啓発リーフレット参照

## 在宅医療のイメージ図-②（厚労省HPより）

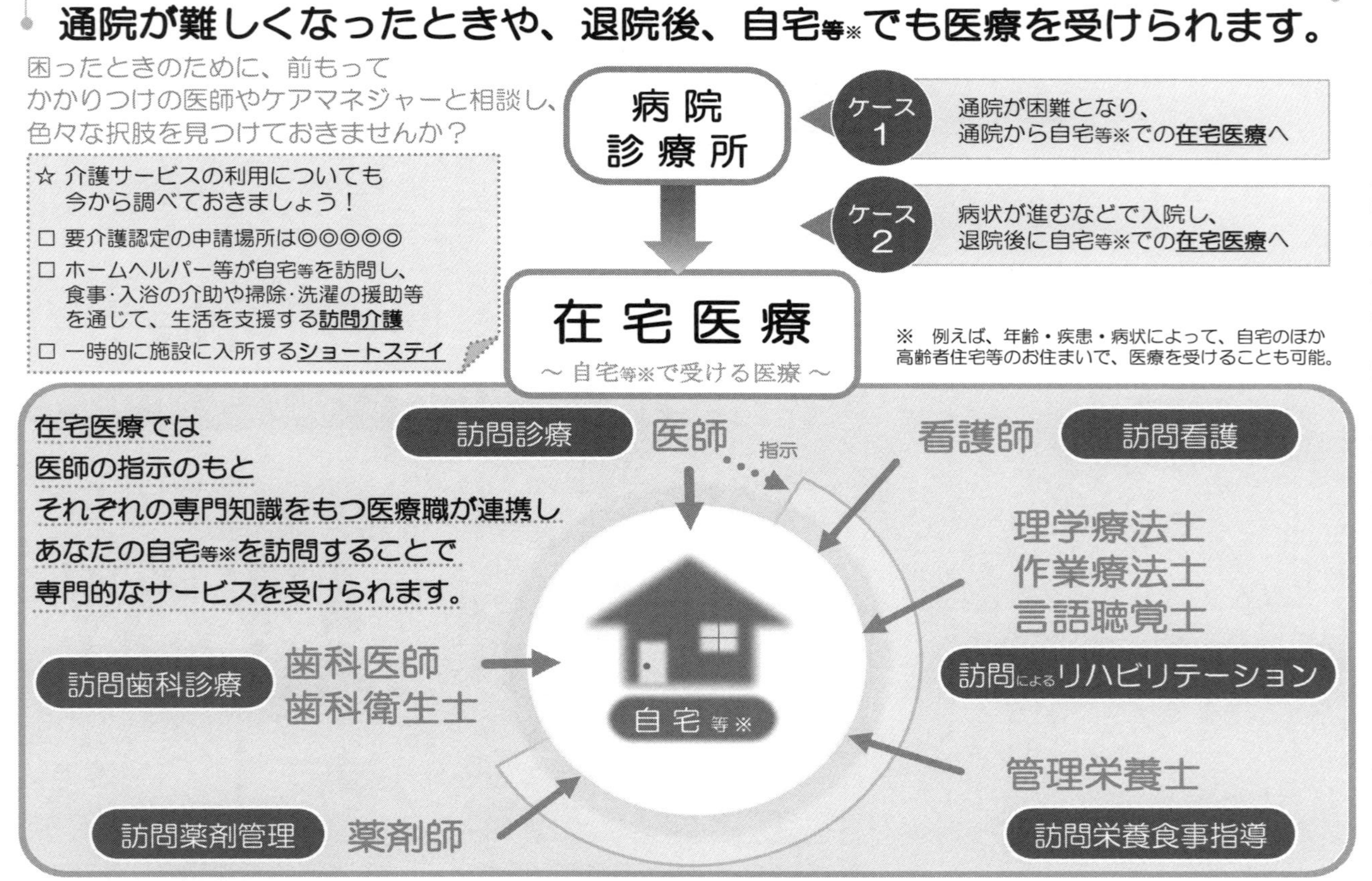


●出典：厚生労働省のホームページ▶【健康・医療】の「在宅医療の推進について」▶在宅医療に関する普及・啓発リーフレット参照

パート3

# 調剤請求事務員に必要なスキルとは何か

必要な知識や
スキルの
代表的なものは
6つほど
あります！

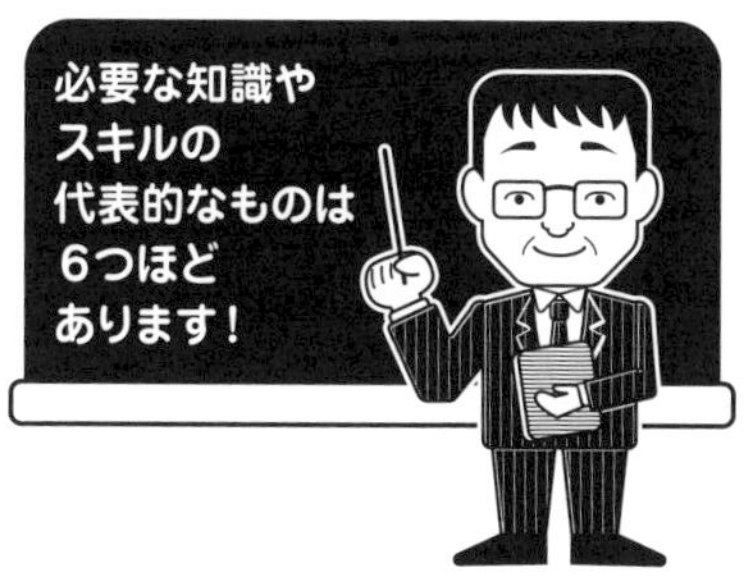

# 1 調剤事務に必要な知識とスキル

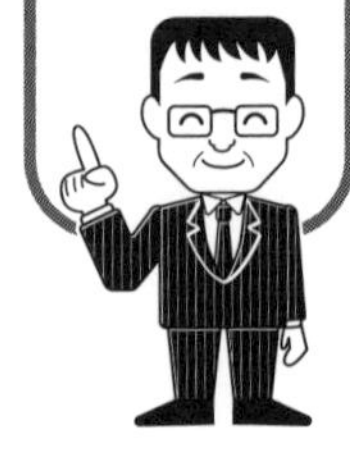

パート1、パート2で解説してきたように、調剤請求事務員は薬局運営にとって欠かせない人材であると言えます。

パート3では、調剤事務に必要なスキルについて詳しく見ていくことにしましょう。既に調剤薬局の数は相当数に上り、ドラッグストアも急速に増加しています。そのため他の同業者との競争は激化しており、生き残るためには質の高いサービスを提供することは必要不可欠となっています。

特に医療用医薬品を扱う保険調剤薬局では単なるサービスではなく、**保険制度や専門知識に基づいたサービスを提供する必要があります**。このような背景から、調剤事務員の提供するサービスは、高度な専門知識に基づき、健常者ではない患者さんの感情に配慮したサービスが望まれます。必要な知識やスキルは多岐にわたりますが、代表的なものには次のようなものがあります。

①患者意識に配慮した接遇スキル
②医療・介護、自賠責、労災、各種助成制度に関する保険関連知識
③医療にまつわる関連法規
④調剤報酬点数に関する知識
⑤調剤報酬請求や査定や返戻に関する知識
⑥一般用医薬品に関する知識

以上が、調剤事務員に必要な代表的な専門知識になります。各項目について詳しく見ていきましょう。

# 2 薬局の第一印象を上げる患者接遇

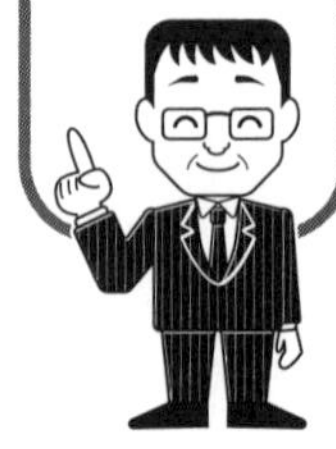

調剤薬局を含めた医療とは、「**医療は、生命の尊重と個人の尊厳の保持を旨とし、医師、歯科医師、薬剤師、看護師その他の医療の担い手と医療を受けるものとの信頼関係に基づき、及び医療を受けるものの心身の状況に応じて行なわれるとともに、その内容は、単に治療のみならず、疾病の予防のための措置及びリハビリテーションを含む良質かつ適切なものでなければならない**」と医療法第1条の2に定められています。

この条文には重要なことが記載されています。患者との信頼関係、医療を受けるものの心身の状況に応じて行なうとされています。この点は医療に携わる上で極めて重要な要素で、患者さんは本来なら第三者には提供したくない情報（病状や経緯など）を提供し、治療を受け病気を治したいと考えています。

これは信頼関係がなければ成立しないことだと言えます。このような信頼関係を構築するためには、高度な知識に裏付けられた誠実で質の高いサービスが必須です。

次に患者さんの心身の状況に応じた対応ですが、医療機関に来院される患者さんは健常者ではありません。この部分が他のサービス業とは大きく異なるポイントになります。ご自身に置き換えて考えてみると容易に想像ができると思いますが、誰しも心身の状態が良くない時はいらいらしたり敏感に反応したりすると思います。

調剤薬局を含めた医療機関で勤務する上では、このような患者心理に配慮した接遇が必要になります。このような点をまとめると、

**①専門知識に基づいた適切な対応**
**②誠実な対応**
**③患者心理の理解**

となります。

調剤事務員においては、医療の特徴に沿った接遇スキルが必要と言えます。調剤薬局に来られる患者さんは病院や診療所で待たされた後に来られます。したがって、病院や診療所の窓口よりもシビアな対応を望まれるケースもあります。このような点も理解しておく必要があるでしょう。患者さんの期待を上回るサービスを提供することができれば、次回

の診察後、再び処方箋を持参して来局してくれることになりますが、もし期待を下回る場合や印象に残らない程度のサービス提供だと認識されてしまった場合は、次回は違う薬局に処方箋を持って行く可能性が高いでしょう。

保険制度に守られている保険調剤薬局とはいえ、患者さんが処方箋を持参されないと調剤薬局の経営は成り立ちません。競争が激しいこの業界において、他の薬局との差別化を図ることはとても重要です。

次に挙げる4点は、医療に対する不満でよく挙がってくることですが、薬局で勤務する上では頭に入れて対応を心がけましょう。

・待ち時間が長い
・スタッフの態度が不親切
・薬について十分な説明がなかった
・疑問などの質問がしにくかった

# 3 調剤報酬制度を極める

パート2の3「調剤報酬請求事務の仕組みとは」で解説しましたが、保険証を用いて行なわれる調剤報酬の単価は厚生労働省が定めており、調剤報酬点数表に基づいて請求することになります。

この調剤報酬点数表では、次頁の図のような項目に分類されています。図を見てわかるように、大きくは調剤技術料・薬学管理料・薬剤料・特定保険医療剤料料に分類されています。

薬剤料や特定保険医療剤料料は、円で定められていますが、調剤報酬は点数で設定されており**1点10円**で計算します。円で定められている薬価等についても調剤報酬明細書（レセプト）では点数にして計上します。

**調剤技術料**は、医師が処方した薬剤を薬剤師が専門知識に基づいて調剤する技術料のことになります。

## 調剤報酬点数表はこう分類されている

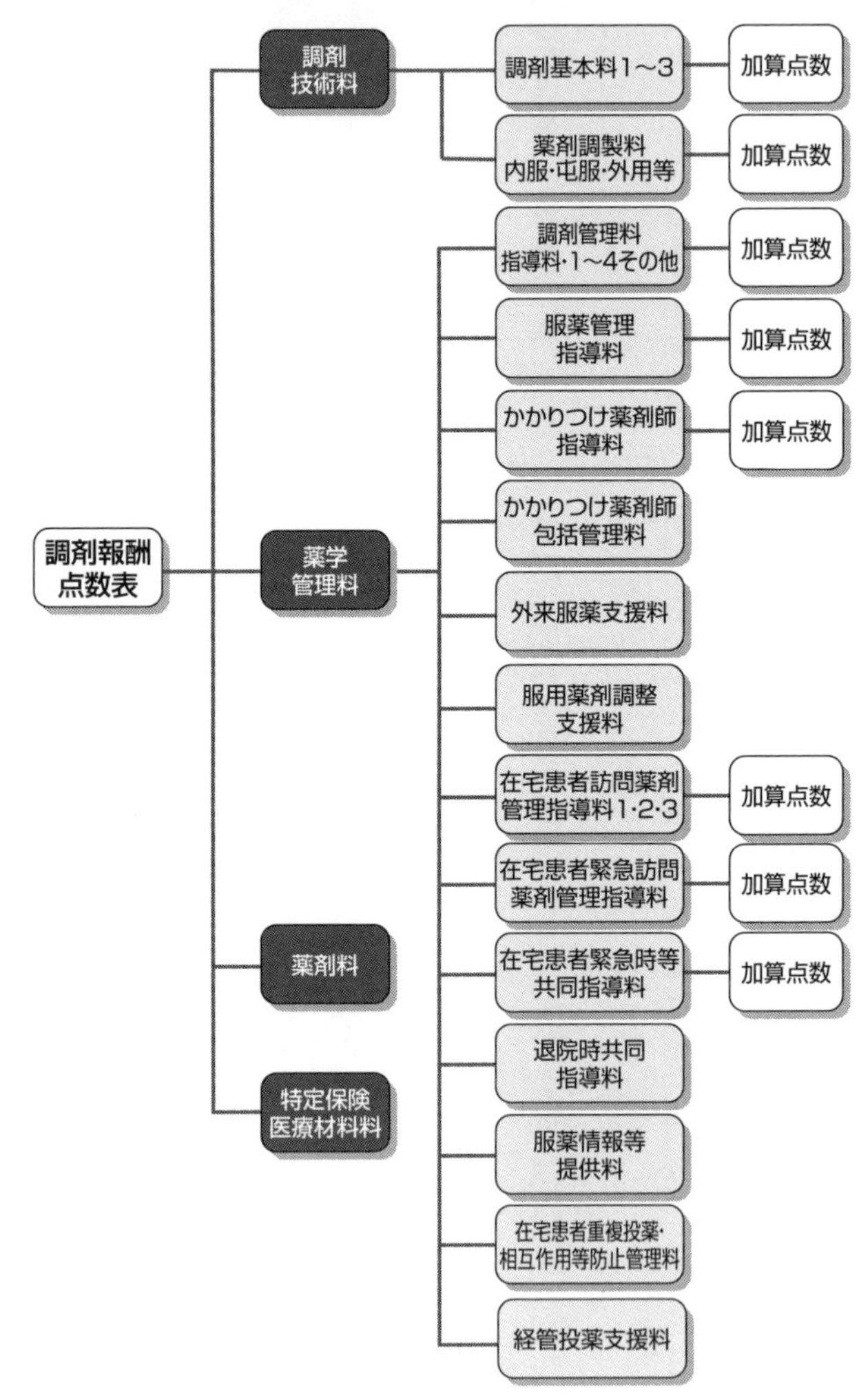

調剤報酬点数表では、**調剤基本料**と**薬剤調製料**に分類されますが、調剤基本料は調剤を行なう保険調剤薬局について定められているもので、届出を行なっている**施設基準**によって算定する点数が異なります。さらに多くの施設基準をクリアすると**加算**なども算定することができることになります。

一方、薬剤調製料は、内服薬・頓服薬・外用薬・注射料に分かれており、薬学的な知識を生かし調剤を行なう薬剤師の技術を評価した点数になります。このような調剤に対する点数は、院内で投薬を行なった場合も算定されますが、院外処方箋を受け取り調剤を行なう調剤報酬とは算定する名称や点数が異なります。

**薬学管理料**は処方されている薬剤に対して、薬歴を作成したりお薬手帳に必要事項を記載しますが、このような内容に基づいて指導を行なうことにより算定できる項目になります。

昨今では、**かかりつけ薬剤師**の役割なども重要になっており、処方医と連携して服薬情報を一元的・継続的に把握した上で、患者さんに対して服薬指導等を行ないます。ちなみに、かかりつけ薬剤師は、医師が指定するものではなく患者が選択した薬剤師が担当します。処方されている薬剤や患者の状況によって様々な指導が必要になるため、多くの項目が設定されています。

薬剤は、一般用医薬品と呼ばれるものと医療用医薬品に分類されますが、医師の発行する処方箋にて調剤を行なう薬剤は医療用医薬品になります。医療用医薬品の単価はこれまでにも解説してきたとおり厚生労働大臣が定めていますが、内用薬・外用薬・注射薬に分類されています。したがって全国統一の価格になっており、病院や診療所、調剤薬局が割り引いた価格で販売することは認められていません。

**特定保険医療剤料**は、在宅で自己注射をされる患者さんなどが使用する注射器や針等が代表的なものとして挙げられます。保険薬局で交付することができる特定保険医療剤料には次のようなものがあります。

---

○インスリン製剤、ヒト成長ホルモン剤、遺伝子組換え活性型血液凝固第Ⅶ因子製剤、乾燥濃縮人血液凝固第Ⅹ因子加活性化第Ⅶ因子製剤、遺伝子組換え型血液凝固第Ⅷ因子製剤、乾燥人血液凝固第Ⅷ因子製剤、遺伝子組換え型血液凝固第Ⅸ因子製剤、乾燥人血液凝固第Ⅸ因子製剤（活性化プロトロンビン複合体及び乾燥人血液凝固因子抗体迂回活性複合体を含む。）、性腺刺激ホルモン放出ホルモン剤、性腺刺激ホルモン製剤、ゴナドトロピン放出ホルモン誘導体、ソマトスタチンアナログ、顆粒球コロニー形成刺激因子製剤、インターフェロンアルファ製剤、インターフェロンベータ製剤、ブプレノルフィン製剤、抗悪性腫瘍剤、グルカゴン製剤、グルカゴン様ペプチド-1受容体アゴニスト、エタネル

セプト製剤、ヒトソマトメジンC製剤、ペグビソマント製剤、スマトリプタン製剤、グリチルリチン酸モノアンモニウム・グリシン・L-システイン塩酸塩配合剤、アダリムマブ製剤、テリパラチド製剤、アドレナリン製剤、ヘパリンカルシウム製剤、アポモルヒネ塩酸塩製剤、セルトリズマブペゴル製剤、トシリズマブ製剤、メトレレプチン製剤、アバタセプト製剤、pH4処理酸性人免疫グロブリン（皮下注射）製剤、アスホターゼアルファ製剤、グラチラマー酢酸塩製剤、セクキヌマブ製剤、エボロクマブ製剤、ブロダルマブ製剤、アリロクマブ製剤、ベリムマブ製剤、イキセキズマブ製剤、ゴリムマブ製剤、エミシズマブ製剤、イカチバント製剤、サリルマブ製剤、デュピルマブ製剤、インスリン・グルカゴン様ペプチド-1受容体アゴニスト配合剤、ヒドロコルチゾンコハク酸エステルナトリウム製剤、遺伝子組換えヒトvonWillebrand因子製剤、ブロスマブ製剤、メポリズマブ製剤、オマリズマブ製剤、テデュグルチド製剤及びサトラリズマブ製剤の自己注射のために用いるディスポーザブル注射器（針を含む。）

---

○万年筆型注入器用注射針

# 4 調剤事務員が理解しておかなければならない医療にまつわる法律はこれだ！

保険証を活用して行なわれる保険診療には、次のように多くの法律が関係しています。

- **・医療行為や制度について定められているものとして、医療法や保険薬局及び保険薬剤師療養担当規則**
- **・保険制度について定められているものとして、国民健康保険法や健康保険法など**
- **・免許制度を定められているものとして、医師法や薬剤師法、保健師助産師看護師法等**

このような法律は日々の業務に当たる上で極めて重要なものであり、患者対応においても基本となるものになります。以下は代表的なものになりますので確認しておきましょう。

## ●医療法

目的としては第1条に定められています。

「この法律は、医療を受ける者による医療に関する適切な選択を支援するために必要な事項、医療の安全を確保するために必要な事項、病院、診療所及び助産所の開設及び管理に関し必要な事項並びにこれらの施設の整備並びに医療提供施設相互間の機能の分担及び業務の連携を推進するために必要な事項を定めること等により、医療を受ける者の利益の保護及び良質かつ適切な医療を効率的に提供する体制の確保を図り、もつて国民の健康の保持に寄与することを目的とする」

このように定められていますが、具体的には、医療の提供体制や医療安全、各法人（医療法人や特定機能病院など）の設立、医業に対する広告、監督などが定められています。保険診療を行なう施設においては基本になる法律になりますので必ず見ておきましょう。

## ●保険薬局及び保険薬剤師療養担当規則

病院や診療所に対しては療養担当規則が定められていますが、その薬局版が薬担規則になります。

薬局で行なう業務についての方針などを定めた規則になりますので、参考資料として第11条まで記載しておきます。経済上の利益の提供による誘引の禁止、処方箋の確認などの項目が定められていますので参照しておいてください。

## 参考資料

**（療養の給付の担当の範囲）**

第一条　保険薬局が担当する療養の給付及び被扶養者の療養（以下単に「療養の給付」という。）は、薬剤又は治療材料の支給並びに居宅における薬学的管理及び指導とする。

（昭五六厚令三八・平六厚令五〇・一部改正）

**（療養の給付の担当方針）**

第二条　保険薬局は、懇切丁寧に療養の給付を担当しなければならない。

**（適正な手続の確保）**

第二条の二　保険薬局は、その担当する療養の給付に関し、厚生労働大臣又は地方厚生局長若しくは地方厚生支局長に対する申請、届出等に係る手続及び療養の給付に関する費用の請求に係る手続を適正に行わなければならない。

（平六厚令一〇・追加、平一二厚令三一・平一二厚令一二七・平二〇厚労令一五〇・一部改正）

**（健康保険事業の健全な運営の確保）**

第二条の三　保険薬局は、その担当する療養の給付に関し、次の各号に掲げる行為を行ってはならない。

一　保険医療機関と一体的な構造とし、又は保険医療機関と一体的な経営を行うこと。

二　保険医療機関又は保険医に対し、患者に対して特定の保険薬局において調剤を受けるべき旨の指示等を行うことの対償として、金品その他の財産上の利益を供与すること。

2　前項に規定するほか、保険薬局は、その担当する療養の給付に関し、健康保険事業の健全な運営を損なうことのないよう努めなければならない。

（平八厚令六・全改）

**（経済上の利益の提供による誘引の禁止）**

第二条の三の二　保険薬局は、患者に対して、第四条の規定により受領する費用の額に応じて当該保険薬局における商品の購入に係る対価の額の値引きをすることその他の健康保険事業の健全な運営を損なうおそれのある経済上の利益を提供することにより、当該患者が自己の保険薬局において調剤を受けるように誘引してはならない。

2　保険薬局は、事業者又はその従業員に対して、患者を紹介する対価として金品を提供することその他の健康保険事業の健全な運営を損なうおそれのある経済上の利益を提供することにより、患者が自己の保険薬局において調剤を受けるように誘引してはならない。

（平二四厚労令二六・追加、平二六厚労令一七・一部改正）

**（掲示）**

第二条の四　保険薬局は、その薬局内の見やすい場所に、別に厚生労働大臣が定める事項を掲示しなければならない。

（平八厚令六・追加、平一二厚令一二七・一部改正）

**（処方箋の確認等）**

第三条　保険薬局は、被保険者及び被保険者であつた者並びにこれらの者の被扶養者である患者（以下単に「患者」という。）から療養の給付を受けることを求められた場合には、その者の提出する処方箋が健康保険法（大正十一年法律第七十号。以下「法」という。）第六十三条第三項各号に掲げる病院又は診療所において健康保険の診療に従事している医師又は歯科医師（以下「保険医等」という。）が交付した処方箋であること及びその処方箋、法第三条第十三項に規定する電子資格確認（以下「電子資格確認」という。）又は患者の提出する被保険者証によつて療養の給付を受ける資格があることを確認しなければならない。ただし、緊急やむを得ない事由によつて療養の給付を受ける資格があることの確認を行うことができない患者であつて、療養の給付を受ける資格が明らかなものについては、この限りでない。

2　患者が電子資格確認により療養の給付を受ける資格があることの確認を受けることを求めた場合に

おける前項の規定の適用については、同項中「その処方箋、法第三条第十三項に規定する電子資格確認（以下「電子資格確認」という。）又は患者の提出する被保険者証」とあるのは「法第三条第十三項に規定する電子資格確認（以下「電子資格確認」という。）」と、「事由によつて」とあるのは「事由によつて電子資格確認により」とする。

3　療養の給付及び公費負担医療に関する費用の請求に関する省令（昭和五十一年厚生省令第三十六号）第五条第一項の規定により同項に規定する書面による請求を行つている保険薬局及び同令第六条第一項の規定により届出を行つた保険薬局については、前項の規定は、適用しない。

4　保険薬局（前項の規定の適用を受けるものを除く。）は、第二項に規定する場合において、患者が電子資格確認によつて療養の給付を受ける資格があることの確認を受けることができるよう、あらかじめ必要な体制を整備しなければならない。

（昭五九厚令四六・平一四厚労令一二〇・平一六厚労令二一・令二厚労令二四・令四厚労令一二四・一部改正）

**（要介護被保険者等の確認）**

第三条の二　保険医療機関等は、患者に対し、居宅療養管理指導その他の介護保険法（平成九年法律第百二十三号）第八条第一項に規定する居宅サービス又は同法第八条の二第一項に規定する介護予防サービスに相当する療養の給付を行うに当たっては、同法第十二条第三項に規定する被保険者証の提示を求めるなどにより、当該患者が同法第六十二条に規定する要介護被保険者等であるか否かの確認を行うものとする。

（平一二厚令八二・追加、平一八厚労令三二・一部改正）

**（患者負担金の受領）**

第四条　保険薬局は、被保険者又は被保険者であつた者については法第七十四条の規定による一部負担金並びに法第八十六条の規定による療養についての費用の額に法第七十四条第一項各号に掲げる場合の区分に応じ、同項各号に定める割合を乗じて得た額の支払を、被扶養者については法第七十六条第二項又は第八十六条第二項第一号の費用の額の算定の例により算定された費用の額から法第百十条の規定による家族療養費として支給される額（同条第二項第一号に規定する額に限る。）に相当する額を控除した額の支払を受けるものとする。

2　保険薬局は、法第六十三条第二項第三号に規定する評価療養、同項第四号に規定する患者申出療養又は同項第五号に規定する選定療養に関し、当該療養に要する費用の範囲内において、法第八十六条第二項又は第百十条第三項の規定により算定した費用の額を超える金額の支払を受けることができる。

（昭四八厚令三九・昭五九厚令四六・平九厚令六二・平一四厚労令二三・平一四厚労令一二〇・平一八厚労令一五七・平二八厚労令二七・一部改正）

**（領収証等の交付）**

第四条の二　保険薬局は、前条の規定により患者から費用の支払を受けるときは、正当な理由がない限り、個別の費用ごとに区分して記載した領収証を無償で交付しなければならない。
2　厚生労働大臣の定める保険薬局は、前項に規定する領収証を交付するときは、正当な理由がない限り、当該費用の計算の基礎となつた項目ごとに記載した明細書を交付しなければならない。
3　前項に規定する明細書の交付は、無償で行わなければならない。
（平一八厚労令二七・追加、平二二厚労令二五・平二四厚労令二六・平二八厚労令二七・一部改正）

第四条の二の二　前条第二項の厚生労働大臣の定める保険薬局は、公費負担医療（厚生労働大臣の定めるものに限る。）を担当した場合（第四条第一項の規定により患者から費用の支払を受ける場合を除く。）において、正当な理由がない限り、当該公費負担医療に関する費用の請求に係る計算の基礎となつた項目ごとに記載した明細書を交付しなければならない。
2　前項に規定する明細書の交付は、無償で行わなければならない。
（平二八厚労令二七・追加、平三〇厚労令二〇・一部改正）

**（調剤録の記載及び整備）**

第五条　保険薬局は、第十条の規定による調剤録に、療養の給付の担当に関し必要な事項を記載し、これを他の調剤録と区別して整備しなければならない。
（平六厚令五〇・一部改正）

（処方箋等の保存）

第六条　保険薬局は、患者に対する療養の給付に関する処方箋及び調剤録をその完結の日から三年間保存しなければならない。

（令二厚労令二四・一部改正）

（通知）

第七条　保険薬局は、患者が次の各号の一に該当する場合には、遅滞なく、意見を付して、その旨を全国健康保険協会又は当該健康保険組合に通知しなければならない。

一　正当な理由がなくて、療養に関する指揮に従わないとき。

二　詐欺その他不正な行為により、療養の給付を受け、又は受けようとしたとき。

（平一二厚令三二・平二〇厚労令一四九・平二八厚労令二七・一部改正）

（後発医薬品の調剤）

第七条の二　保険薬局は、医薬品、医療機器等の品質、有効性及び安全性の確保等に関する法律第十四条の四第一項各号に掲げる医薬品（以下「新医薬品等」という。）とその有効成分、分量、用法、用量、効能及び効果が同一性を有する医薬品として、同法第十四条又は第十九条の二の規定による製造販売の承認（以下「承認」という。）がなされたもの（ただし、同法第十四条の四第一項第二号に掲げる医薬品並びに新医薬品等に係る承認を受けている者が、当該承認に係る医薬品と有効成分、分量、用法、用量、効能及び効果が同一であつてその形状、有効成分の含量又は有効成分以外の成分若しくはその含量が異なる医薬品に係る承認を受けている場合における当該医薬品を除く。）（以下「後発医薬品」という。）の備蓄に関する体制その他の後発医薬品の調剤に必要な体制の確保に努めなければならない。

（平二〇厚労令二八・追加、平二六厚労令一七・平二六厚労令八七・一部改正）

**（調剤の一般的方針）**

第八条　保険薬局において健康保険の調剤に従事する保険薬剤師（以下「保険薬剤師」という。）は、保険医等の交付した処方箋に基いて、患者の療養上妥当適切に調剤並びに薬学的管理及び指導を行わなければならない。

2　保険薬剤師は、調剤を行う場合は、患者の服薬状況及び薬剤服用歴を確認しなければならない。

3　保険薬剤師は、処方箋に記載された医薬品に係る後発医薬品が次条に規定する厚生労働大臣の定める医薬品である場合であつて、当該処方箋を発行した保険医等が後発医薬品への変更を認めているときは、患者に対して、後発医薬品に関する説明を適切に行わなければならない。この場合において、保険薬剤師は、後発医薬品を調剤するよう努めなければならない。

（平八厚令六・平二〇厚労令二八・令二厚労令二四・一部改正）

**（使用医薬品）**

第九条　保険薬剤師は、厚生労働大臣の定める医薬品以外の医薬品を使用して調剤してはならない。ただし、厚生労働大臣が定める場合においては、この限りでない。

（平一二厚令一二七・平一四厚労令一三・一部改正）

**（健康保険事業の健全な運営の確保）**

第九条の二　保険薬剤師は、調剤に当たつては、健康保険事業の健全な運営を損なう行為を行うことのないよう努めなければならない。

（平六厚令一〇・追加）

**（調剤録の記載）**

第十条　保険薬剤師は、患者の調剤を行つた場合には、遅滞なく、調剤録に当該調剤に関する必要な事項を記載しなければならない。

（適正な費用の請求の確保）

第十条の二　保険薬剤師は、その行つた調剤に関する情報の提供等について、保険薬局が行う療養の給付に関する費用の請求が適正なものとなるよう努めなければならない。

（平六厚令一〇・追加）

**（読替規定）**

第十一条　日雇特例被保険者の保険及び船員保険に関してこの省令を適用するについては、次の表の第一欄に掲げるこの省令の規定中の字句で、同表の第二欄に掲げるものは、日雇特例被保険者の保険にあっては同表の第三欄に掲げる字句と、船員保険にあっては同表の第四欄に掲げる字句とそれぞれ読み替えるものとする（表は省略しています）。

## ●薬剤師法

保険調剤薬局で行なわれる調剤業務を担うのが薬剤師となりますが、薬剤師の免許や業務に就いて定めているのが薬剤師法になります。第1条では薬剤師の任務について定められています。

第1条　薬剤師は、調剤、医薬品の供給その他薬事衛生をつかさどることによって、公衆衛生の向上及び増進に寄与し、もって国民の健康な生活を確保するものとする。

その他では調剤業務等について定められています。なお、保険調剤薬局における調剤業務については薬剤師が行なわなければなりませんが、非薬剤師業務についても厚生労働省から出ています。薬生総発0402第1号平成31年4月2日 都道府県各保健所設置市衛生主管部（局）長殿特別区厚生労働省医薬・生活衛生局総務課長から、調剤業務のあり方について、が出ていますので参照しておきましょう。特にピッキング業務や計量や混合については重要な解釈になりますので傍線を引いておきます。

## ●調剤業務のあり方について

1 調剤に最終的な責任を有する薬剤師の指示に基づき、以下のいずれも満たす業務を薬剤師以外の者が実施することは、差し支えないこと。なお、この場合であっても、調剤した薬剤の最終的な確認は、当該薬剤師が自ら行う必要があること。

・当該薬剤師の目が現実に届く限度の場所で実施されること

・薬剤師の薬学的知見も踏まえ、処方箋に基づいて調剤した薬剤の品質等に影響がなく、結果として調剤した薬剤を服用する患者に危害の及ぶことがないこと

・当該業務を行う者が、判断を加える余地に乏しい機械的な作業であること

2 具体的には、調剤に最終的な責任を有する薬剤師の指示に基づき、当該薬剤師の目が届く場所で薬剤師以外の者が行う処方箋に記載された医薬品（ＰＴＰシート又はこれに準ずるものにより包装されたままの医薬品）の必要量を取り揃える行為、及び当該薬剤師以外の者が薬剤師による監査の前に行う一包化した薬剤の数量の確認行為については、上記1に該当するものであること。

3「薬剤師以外の者による調剤行為事案の発生について」（平成27年6月25日付薬食総発０６２５第1号

厚生労働省医薬食品局総務課長通知）に基づき、薬剤師以外の者が軟膏剤、水剤、散剤等の医薬品を直接計量、混合する行為は、たとえ薬剤師による途中の確認行為があったとしても、引き続き、薬剤師法第19条に違反すること。ただし、このことは、調剤機器を積極的に活用した業務の実施を妨げる趣旨ではない。

4 なお、以下の行為を薬局等における適切な管理体制の下に実施することは、調剤に該当しない行為として取り扱って差し支えないこと。

・納品された医薬品を調剤室内の棚に納める行為
・調剤済みの薬剤を患者のお薬カレンダーや院内の配薬カート等へ入れる行為、電子画像を用いてお薬カレンダーを確認する行為
・薬局において調剤に必要な医薬品の在庫がなく、卸売販売業者等から取り寄せた場合等に、先に服薬指導等を薬剤師が行った上で、患者の居宅等に調剤した薬剤を郵送等する行為

5 薬局開設者は、薬局において、上記の考え方を踏まえ薬剤師以外の者に業務を実施させる場合にあっては、保健衛生上支障を生ずるおそれのないよう、組織内統制を確保し法令遵守体制を整備する観点から、当該業務の実施に係る手順書の整備、当該業務を実施する薬剤師以外の者に対する薬事衛生上必要な研

一　修の実施その他の必要な措置を講じること。

## ●健康保険法

健康保険法は会社でお勤めされている方などを対象にした保険について定めています。中小企業にお勤めの方であれば全国健康保険協会管掌健康保険、大企業に勤務されている方であれば組合管掌健康保険などについて定めています。

また、会社を退職したときの任意継続や、病気やけがで会社を休んだ際に支給される傷病手当金など、保険制度について幅広く定められています。病院や診療所、調剤薬局で勤務する事務職員は、必ず理解しておかなければならない法律なので十分に理解しておきましょう。目的や基本的理念は次のようになります。

---

第一章　総則

**（目的）**

第一条　この法律は、労働者又はその被扶養者の業務災害（労働者災害補償保険法（昭和二十二年法律第五十号）第七条第一項第一号に規定する業務災害をいう。）以外の疾病、負傷若しくは死亡又は出産に関して保険給付を行い、もって国民の生活の安定と福祉の向上に寄与することを目的とする。

**（基本的理念）**

第二条　健康保険制度については、これが医療保険制度の基本をなすものであることにかんがみ、高齢化の進展、疾病構造の変化、社会経済情勢の変化等に対応し、その他の医療保険制度及び後期高齢者医療制度並びにこれらに密接に関連する制度と併せてその在り方に関して常に検討が加えられ、その結果に基づき、医療保険の運営の効率化、給付の内容及び費用の負担の適正化並びに国民が受ける医療の質の向上を総合的に図りつつ、実施されなければならない。

## ●医薬品、医療機器等の品質、有効性及び安全性の確保等に関する法律

以前は薬事法と呼んでいましたが、２０１４年に改正され**薬機法**と呼ばれるようになりました。薬機法では、医薬品、医薬部外品、化粧品、医療機器及び再生医療等製品について定められています。

**（目的）**

第一条　この法律は、医薬品、医薬部外品、化粧品、医療機器及び再生医療等製品（以下「医薬品等」という。）

の品質、有効性及び安全性の確保並びにこれらの使用による保健衛生上の危害の発生及び拡大の防止のために必要な規制を行うとともに、指定薬物の規制に関する措置を講ずるほか、医療上特にその必要性が高い医薬品、医療機器及び再生医療等製品の研究開発の促進のために必要な措置を講ずることにより、保健衛生の向上を図ることを目的とする。

以上が代表的な法律になります。詳細は厚生労働省のホームページで確認することができますので、勤務する前には目を通しておきましょう。

# 5 薬局勤務で最初に必要な保険制度に関する知識

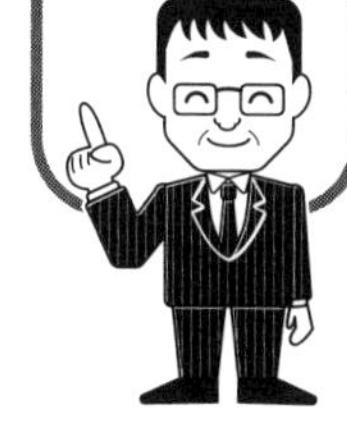

病気やケガをした場合、皆さんは医療機関で受診し、保険証を提示して診療を受けていると思います。

誰もが等しく必要な医療を受けることができますが、これは、全ての国民が何らかの公的な医療保険に加入しているからです。誰でも保険で診療を受けられ診療費の一部を支払うことで医師にかかることができるという制度が、『**医療保険制度**』となります。

昭和36年に国民皆保険制度が施行されて以降、国民は『**社会保険**』、『**国民健康保険**』のいずれかの保険（医療保険）の適用を受けています（高齢者は**高齢者医療制度**の適用）。

それ以外にも、特定の病気を対象としたもの等、国または地方自治体が行なう『**公費負担医療**』があります。これらの医療も、すべて医療保険に準じて行なわれており、その意味では〝国民医療〟であり、『保険診療』ということができます。

この保険制度のもとでは、ケガや病気をしたときに『保険証』（被保険者証）を窓口に提示すると、医療（診療）費の一部を支払うだけで、保険診療を受けることができます。『保険証』にはいくつかの種類があります。たとえば、社会保険に加入している本人が受診した場合、現行の制度では本人が支払う一部負担金は3割とされているため、仮に診療費が10、000円であったとすれば、窓口では、3、000円を支払えばよいということになります。

『保険証』を持って行くことによって、診療費の本人負担が少なくなります。しかし、健康診断などによる診療、あるいは保険証を忘れて診療を受けた場合などは、自費診療すなわち『自由診療』費となり、この場合は、診療費全額を患者本人が負担することになります。

## ●社会保険と国民健康保険

このような医療保険は、〝社会保険〟と〝国民健康保険〟の2つに大別されます。

社会保険は『職域保険（＝被用者保険）』とも言われ、職場に勤める人々を対象としており、通常『社保（＝医保）』と呼ばれます。

国民健康保険は『地域保険』とも言われ、自営業の（農業や商業を営んでいる）人々や一般地域住民を対象としており、通常『一般国保（＝国保）』と呼ばれます。また、同業者が組織して運営団体を作っている、国民健康保険組合『組合国保（＝特国）』などもあ

保険診療の仕組み

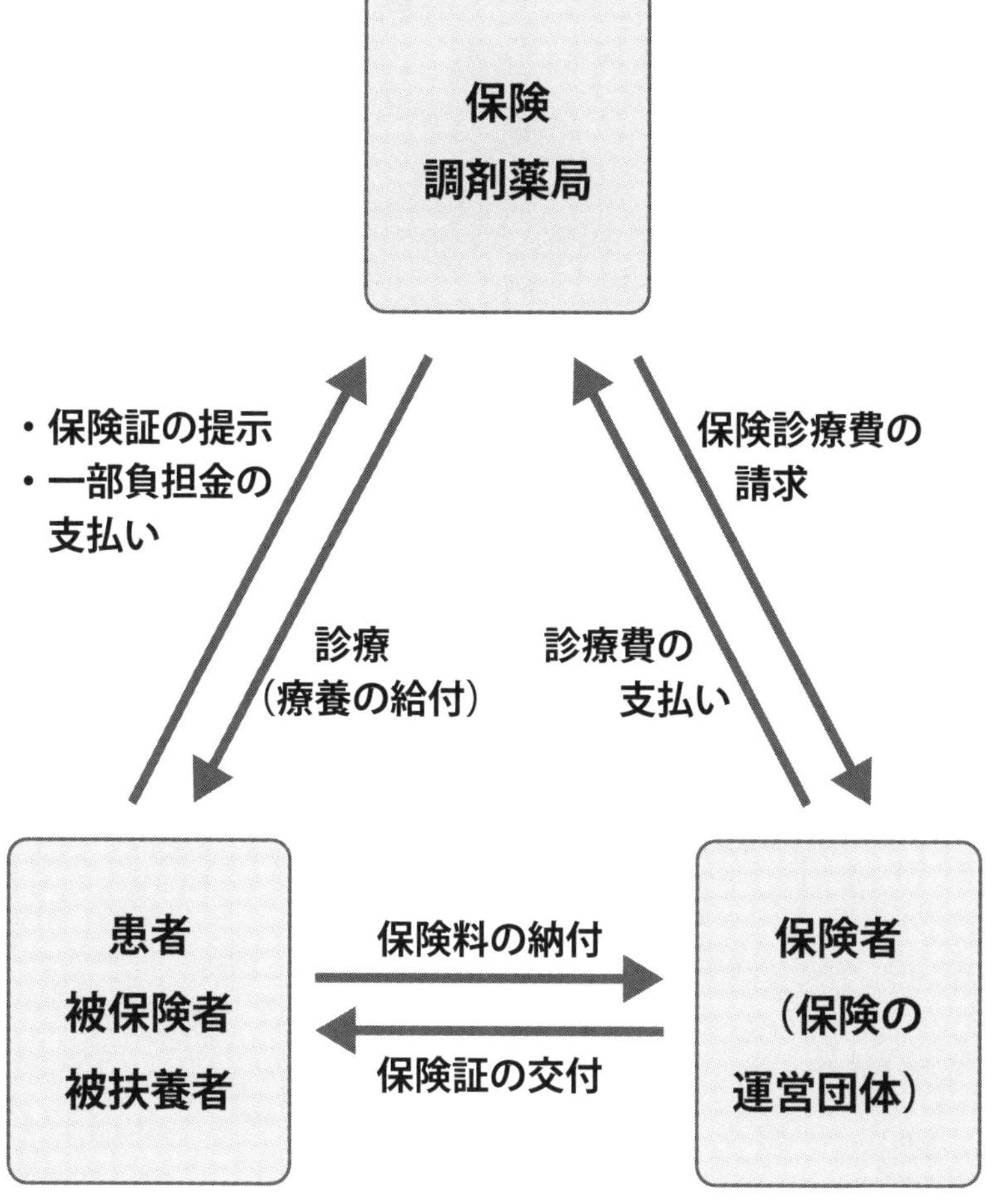
保険
調剤薬局
・保険証の提示
・一部負担金の
支払い
診療
（療養の給付）
保険診療費の
請求
診療費の
支払い
患者
被保険者
被扶養者
保険料の納付
保険証の交付
保険者
（保険の
運営団体）

ります。

**◆社会保険**

健康保険法の適用…………… 協会管掌健康保険／日雇特例被保険者の保険／組合管掌健康保険

船員保険法の適用…………… 船員保険

各種共済組合法の適用……… 各種共済組合管掌保険

防衛庁職員給与法の適用…… 自衛官等の療養の給付

**◆国民健康保険**

国民健康保険法の適用……… 国民健康保険（各市町村及び都道府県）／国民健康保険組合

以上が保険制度の概要です。このような保険以外にも市区町村などが実施している助成制度もあります。以下は東京都千代田区の例です。

**参考資料**

**●こども医療費助成制度（乳幼児～義務教育就学児）**

15歳に達した日以降最初の3月31日までの間にある子どもが、医療機関で治療を受けた時の保険診療の自己負担分を助成します。助成を受けるには、こども医療証が必要になりますので、あらかじめ申請をしてください。

（注意）生活保護法による保護を受けている方、児童福祉施設等に入所している児童、児童福祉法に規定する里親に委託されている児童は対象になりません。

◎対象児童

15歳に達した日以降最初の3月31日までの間にある子どもで、区に住民登録があり、国内の健康保険に加入している方です。

◎申請者

対象児童の保護者（父、母、その他）が申請者となります。保護者も区に住民登録があることが要件です。

◎こども医療証申請方法および注意点

出生、転入日の翌日から14日以内に、子育て推進課手当・医療係または各出張所へお子様の健康保険証（出生の場合は後日で可）をお持ちのうえ申請してください。

申請は、郵送でも受け付けています（申請書は、上記窓口での配布もしくは、以下の添付ファイルを利用してください)。

こども医療証を契約医療機関の窓口で健康保険証とともに提示することにより、健康保険適用の窓口負担額の支払いが不要になります(東京都外での受診、東京都外の「国民」健康保険の方を除く)。

(注意)健康保険適用外の健康診断、予防接種、薬の容器代、入院時の食事代等は、助成の対象になりません。

こども医療証交付申請書(PDF:110KB)

記入例:こども医療証交付申請書(PDF:141KB)

◎注意

児童の出生・転入日の翌日から15日経過以降の医療証交付申請の場合、医療費の助成開始が申請日の属する月の1日からとなることがあります。

次の場合、医療証の窓口提示による医療費助成ができないため、「現金助成」の申請を行なってください。

・都外の医療機関での受診

・医療証を取り扱わない医療機関での受診

・東京都以外の「国民」健康保険加入の方の受診

◎こども医療費助成の対象とならないもの

・健康保険が適用されない医療費(健康診断、予防接種、文書料、差額ベッド代、入院時の食事療養費等)

・他の医療費助成制度の適用分

・加入保険が支給する医療費（交通事故等の保険）
・児童館・学童クラブ内のけがなどで児童健全育成推進財団の給付が受けられる場合
・学校内のけがなどで日本スポーツ振興センターの給付が受けられる場合
◎医療証の更新
　毎年10月1日に医療証を更新します（申請手続は不要です）。
◎届出
　次の場合は、子育て推進課手当・医療係（1は各出張所でも可）へ届け出てください。申請は、郵送でも受け付けています（申請書は、上記窓口での配布もしくは、添付ファイルを利用してください）。
1.対象児童または保護者の氏名・加入している健康保険に変更があったとき
2.対象児童が生活保護法による保護を受けることになったとき、児童福祉施設等に入所することになったとき、児童福祉法に規定する里親に委託されることになったとき等
3.こども医療証を亡失、汚損、破損等したとき
4.交通事故など、第三者行為によって生じた疾病または、負傷に係る医療費の助成を受けたとき
こども医療費助成申請事項変更・喪失届（PDF：59KB）
記入例：こども医療費助成申請事項変更・喪失届（PDF：109KB）

こども医療証再交付申請書（ＰＤＦ：68ＫＢ）
第三者行為届（ＰＤＦ：１７２ＫＢ）
◎申請に必要なもの
お子様の健康保険証の写し（加入健康保険の変更のとき）

**●現金助成**

次の場合は手続きをされますと、保険診療分に限り、後日口座振込で還付します。

・都外の医療機関で治療を受けた場合
・医療証を取り扱わない医療機関で治療を受けた場合
・都外「国民」健康保険組合に加入の方の場合
・その他、保険診療の２割または３割を自己負担された場合
・治療用装具（補装具）の購入費用

（注意）先に加入健康保険団体での手続きが必要です。詳しくは加入健康保険団体へお問い合わせください。

◎申請方法
次の４点をお持ちのうえ、区役所本庁舎２階子育て推進課手当・医療係または、各出張所窓口で申請を行なってください。

1.保険点数、および受診されたお子様の氏名が記載された医療機関等の領収書（原本）
（注意）治療用装具（補装具）の場合、コピー可
2.医療証
3.医療証に記載されている保護者の方の振込口座のわかるもの（通帳・キャッシュカードなど）
4.認印
5.治療用装具（補装具）の場合、以下も必要です
・医師による指示書もしくは診断書（コピー可）
・加入健康保険団体から発行された7割もしくは8割分の支払決定通知書（原本）
（注意）保険診療において、健康保険証を使用せず、医療費10割を自己負担した場合は、先に加入健康保険団体での手続きが必要です。詳しくは加入健康保険団体へお問い合わせください。

　加入健康保険団体の手続き完了後、残りの2割もしくは3割の現金助成の申請を受け付けます。その際、領収書（コピー可）と加入健康保険団体から発行された支払決定通知書（原本）を添えて、上記申請方法2～4をお持ちのうえ、申請してください。

（注意）償還払いとなった医療費については、医療費控除の対象となりません。

（注意）領収書の控えを希望の場合は、事前にご自身で領収書のコピーを取り、保存してください。
◎申請期限

受診の日から3か月をめやすに申請してください。また、複数の領収書がある場合は、おおむね3か月ごとに、まとめての申請をお勧めします。

（注意）2年を超える領収書について、現金助成ができなくなることがあります。お気をつけください。

◎振込方法

内容等を審査のうえ、申請からおおむね2か月以内に保護者の方の口座へ振り込みます。

◎お問い合わせ

教育委員会事務局子ども部子育て推進課手当・医療係　～以下略～

以上が東京都千代田区の一例ですが、この事例以外にも多くの制度があります。勤務する調剤薬局の近隣ではどのような制度があるか、就職する際は確認しておきましょう。

# 6 調剤報酬明細書の提出先と審査システム

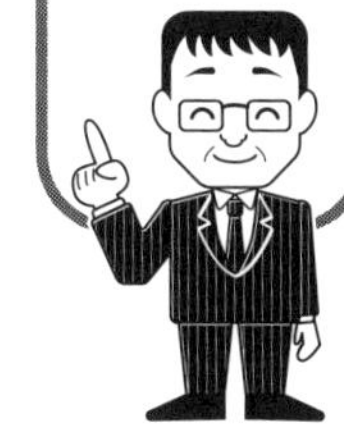

処方箋に基づく調剤業務は、保険を活用した保険調剤であることはこれまでも解説してきましたが、その請求はどこに対して行なうのでしょうか。

保険診療には、患者さん自身が支払う一部負担金がありますが、負担割合は保険証によって異なりますが、一般的には3割を負担することが多いと思います。患者さんが支払う一部負担金を除いた額は調剤報酬明細書を作成し、請求することになります。

この明細書の請求先は患者さんが提示した保険証により異なります。代表的な提出先を解説しますので参照してください。

## ●健康保険（社会保険）を使用した診療の場合

会社などに勤務する方が所持している社会保険ですが、全国健康保険協会管掌保険や共済組合、組合管掌健康保険など全ての社会保険は**社会保険診療報酬支払基金**に調剤報酬明

## 支払基金ってどんなところなの?

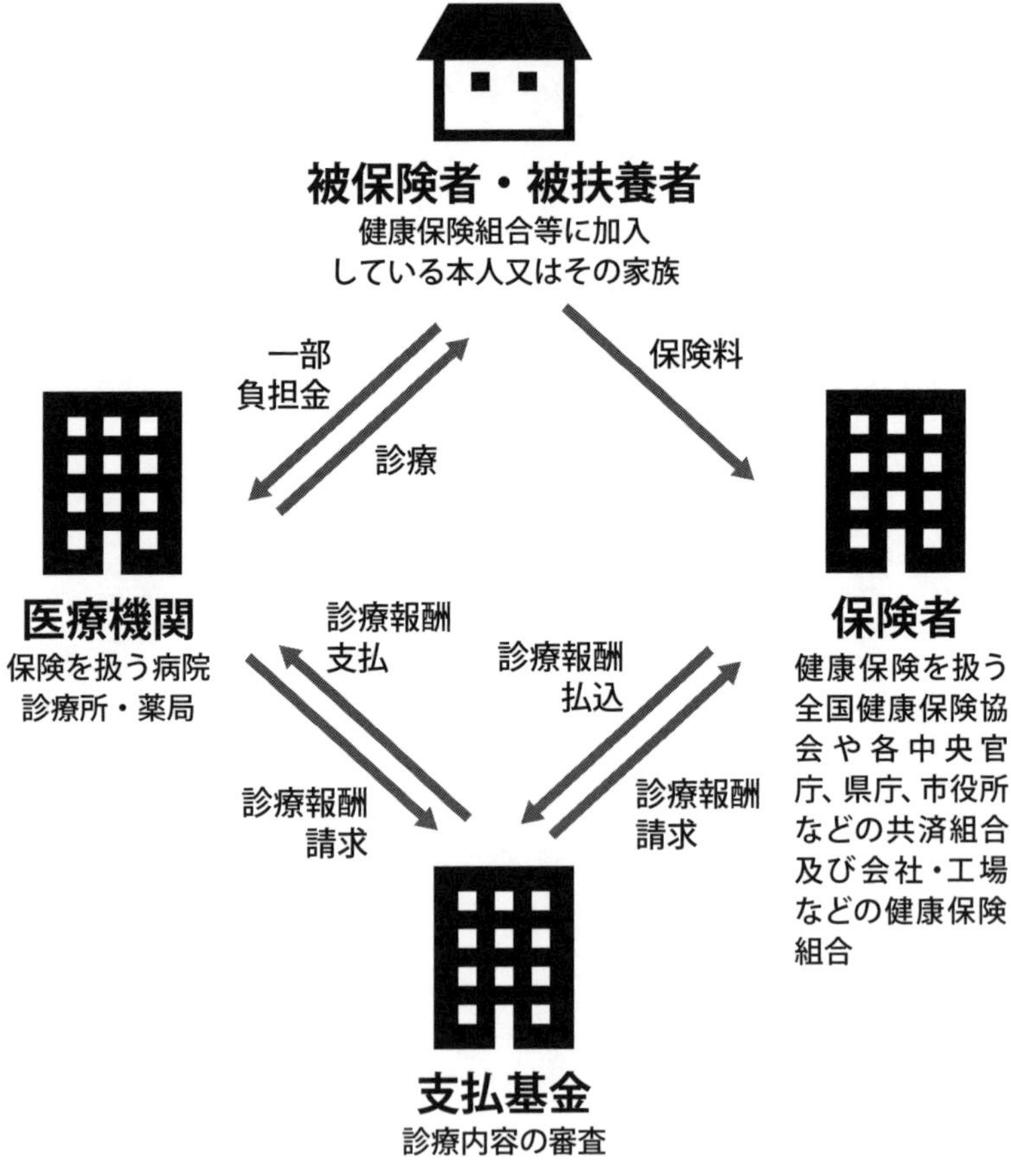


●出典：社会保険診療報酬支払基金HP▶【一般の方】▶「支払基金ってどんなところ?」参照
(https://www.ssk.or.jp/index.html)

細書を提出します。

社会保険診療報酬支払基金は、社会保険診療報酬支払基金法の規定に基づいて設立された民間法人（特別の法律により設立される民間法人）です。

東京都に本部がありますが、都道府県ごとに設置されています。一般的には**支払基金**と呼んでいますが、保険医療機関（薬局）からの診療に係る医療費の請求が正しいかを審査したうえで、健康保険組合（保険者）などへ請求し、健康保険組合から支払われた医療費を保険医療機関へ支払いをする仕事をしています。

なお、生活保護法による医療扶助を活用した診療費も、支払基金に明細書を提出します（社会保険診療報酬支払基金ＨＰ参照）。

## ●国民健康保険を使用した診療の場合

自営業者の方や無職の方などが加入しているのが国民健康保険になります。市などが交付している市町村国保や同業者が集まって設立している国民健康保険組合がありますが、いずれの場合も国民健康保険を活用した診療は**国民健康保険団体連合会**に提出します。

仕組み的には、前頁の図の支払基金の箇所を国民健康保険団体連合会に変えてみていただければ、ご理解いただけると思います。

国民健康保険団体連合会は、各都道府県に1カ所設置されています。国民健康保険団体連合会で行なわれている業務には次のようなものがあります。

①診療報酬等の審査支払事業
②保険者事務共同処理事業
③後期高齢者医療事業
④介護保険事業
⑤障害者総合支援給付費等審査支払事業
⑥保険者等に対する経由業務等
⑦措置費等支払代行事業
⑧保健事業
⑨特定健康診査等に関する事業
⑩広報活動及び調査事業
⑪その他本会の設立目的を達成するために必要な事業

（東京都国民健康保険団体連合会ＨＰ参照）

前述した、社会保険診療報酬支払基金と国民健康保険団体連合会の２カ所が明細書の提出先として代表的な機関になります。詳しくは各機関のＨＰを参照してください。

## ●審査の仕組み

続いて審査システムですが、各制度や規則に基づいて作成し請求する調剤報酬明細書ですが、記載した内容に不具合があれば支払基金や国保連合会から**返戻**や**減点**といった措置が取られます。

減点などを受けてもレセプトの内容が改善しない場合は、**指導**や**監査**の対象になり、過去に支払われた報酬についても返金を求められることがあります。

さらに不正が強く疑われる場合は、監査などを受けることになり、最悪の場合は保険医療機関指定の**停止**や**取り消し**、保険医や保険薬剤師の停止や取り消しなどの措置が取られることもあります。

返金や停止や取り消しなどの行政処分を受けてしまうと、保険医療機関として経営を続けることが困難な状況になり、廃業になることも多く見られます。保険診療を行なう機関は、このような措置を受けないように、制度に則った明細書を作成しなければなりません。調剤報酬の審査に関する措置を次に解説しますので、参照し業務に当たってください。

## ●返戻

レセプト請求上のケアレスミスの指摘ですが、修正して再提出すると、認められることも多くあります。

保険資格に関することや、診療内容と病名の不一致などが該当することが多く、具体的には、保険資格が審査支払機関で確認できない場合などが挙げられます。

理由はケースによりさまざまですが、**入力時の確認が不十分なケースが多い**と考えられます。返戻されると、**そのレセプトに関する報酬の全ての入金が遅れる**ことになります。

## ●査定（減点）

**過剰請求や不必要な医療行為などが原因となり、保険者からの支払い額が減額されることを査定と呼んでいます。**

算定要件を満たしていないにもかかわらず算定した点数や、過剰あるいは不必要な医療行為に関する点数が、支払額から差し引かれることになります。

査定を受けると、レセプトが減額されるだけで済むとは限らず、審査機関から情報提供を受けて、行政当局が**指導**に乗り出すこともあるため、事務職員は十分に認識し業務に当たる必要があります。

都道府県や厚労省が行なう〝行き過ぎた指導や監査〟が医療現場で問題視されている「指導」とは、各地方の厚生局が中心となり、都道府県や厚生労働省などが加わって行なう、医療行為やレセプト請求などの全体的なチェック行為のことを言います。

当局が不適切と考える医療行為・レセプト請求を行なっている医療機関に対して、その是正に向けた〝アドバイス〟を行なうのが目的とされています。

そのアドバイス方法が、時に問題視されることもあります。指導における内容に行き過ぎがあるとして、医師会などから批判の声が上がることもあります。

指導時の叱責や罵倒などを苦に、医師や歯科医師が自殺したとする事件が、これまで複数発生し、参議院でも取り上げられ問題とされました。

では、不当な医療行為さえしていなければ、指導を受けることはないのでしょうか。

筆者はそれにはやや否定的です。現行の保険診療の仕組みでは、実際に行なった行為が適切か否か、判断が難しいケースも多々ありますが、医療機関と指導官の間で算定要件の解釈が異なることも少なくありません。

指導には、「集団指導」「集団的個別指導」「個別指導」があり、集団指導は新規開業時などに一律に行なわれるもので、大した問題ではありません。

運営上問題となるのは、**集団的個別指導**および**個別指導**です。個別指導のほうがより厳しいと言えますが、指導の実施主体は、法文上では厚生労働省、地方厚生（支）局、都道府県が共同で行なうとされています。

## ●集団指導

「集団指導」とは、おおまかに言えば、「会場」の一室に医師を集め、講習などを受講させるものになります。選定基準は、

（1）新規（約1年以内）に保険医療機関に指定された医療機関

（2）診療報酬の改定時、保険指定の更新時、保険医の新規登録時などに実施する指導

となります。

## ●集団的個別指導

面談方式で指導官から個別に説明を受け、指導の度合いが強まるのが集団的個別指導です。

保険医療機関に対する指導の指針である厚生労働省の「指導要綱」において、集団的個

別指導は「地方厚生（支）局および都道府県が共同で指導対象となる保険医療機関等を、一定の場所に集めて個別に簡便な面接懇談方式によりおこなう」とされています。

集団的個別指導の選定基準は、非常に形式的なもので、診療報酬明細書1件当たりの平均点数が高い順に選定するよう決まっています。

## ●個別指導

個別指導は、個別に面接懇談方式により行なわれます。個別指導は実施主体によって3種類に分かれます。

集団的個別指導の結果、指導対象となった大部分の診療報酬明細書について、適正を欠くものが認められた場合や、翌年度の実績においてもなお高点数に該当した場合は個別指導に移ることになります。

また、支払基金や保険者、患者などからの情報提供により、必要と認められた場合にも個別指導が行なわれることがあります。

個別指導の結果、評価が「再指導」または「経過観察」となった医療機関で、改善が認められない場合や、監査で戒告または注意を受けた医療機関も対象となります。

個別指導の内容は様々で、記載内容、算定した点数の要件不足、施設基準の不備などが指導されることになります。

個別指導後、「概ね妥当」「経過観察」「再指導」「要監査」の4段階で評価（措置）され、要監査となれば後日監査が行なわれます。また、再指導の評価を受け、再び指導が行なわれても改善が見られない場合も監査に移行することになります。

個別指導の内容は、集団的個別指導と比較してもかなり厳しく、指摘された項目に関する報酬の自主返還を求められることも多くなります。

## ●監査

診療報酬の請求に不正または著しい不当が疑われる場合に行なわれるもので、出頭要請、または指導官による立入検査などが行なわれます。

監査後の行政措置には、「指定・登録取り消し」「戒告」「注意」があり、不正や不当の事実が認められた場合は、この期間内の全患者分の診療録を対象とした自主点検、および原則として過去5年分の不正請求額に相当する金額の返還を求められることになります。

最も重い処分は「指定・登録取り消し」で、故意による不正請求を行なった場合や、重大な過失により不正請求を行なった場合などに、この処分が下されます。

「戒告」は、重大な過失により不正請求を行なった場合や、軽微な過失により不正請求を

## 審査と、指導・監査の仕組み

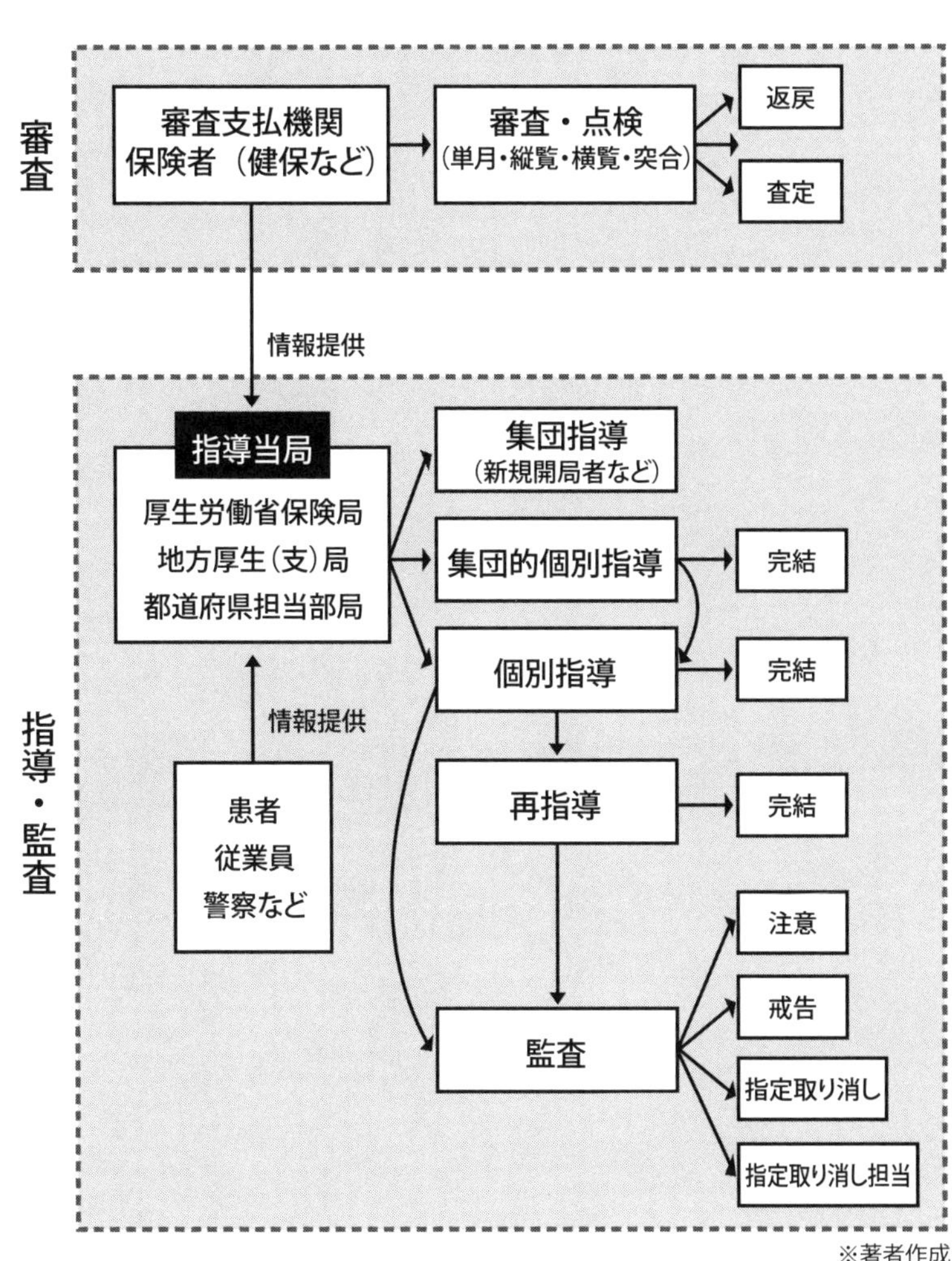


※著者作成

しばしば行なった場合などに下されます。

「注意」は、軽微な過失により不正請求を行なった場合に下されます。

指定を取り消された後の再指定について、行政側は5年間再指定を拒むことができますが、必要な場合にはすみやかに再指定が行なわれることもあります。実際は再指定を届け出ず自主廃業することも多くなっています。

このほか、「指定取消相当」という措置もあります。これは、「本来指定取消を行なうべき機関が、処分前に廃止した場合」に行なわれる扱いのことで、登録取消相当とは、「本来登録取消を行なうべき保険医が、処分前に登録抹消をした場合に行なわれる」扱いを言います。

行政処分の結果は毎年、「保険医療機関等の指導・監査等の実施状況」として公表されています。

# 7 請求した調剤報酬を減額されないためには、不備のない調剤報酬明細書の作成が必要!!

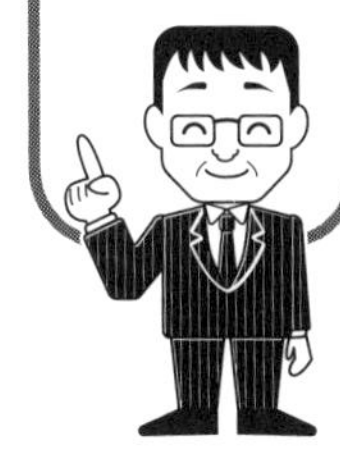

調剤薬局の収入は多くの場合、保険調剤になります。

この調剤報酬は前項で解説したように、支払基金や国保連合会で審査を受けることになります。この審査で保険診療として不適当や過剰と判断された場合は、請求した調剤報酬が減額されることになり、予定した収入が見込めないことになります。

このようなことが続くと当然のこととして薬局運営にも支障を来し、運営を継続できない状況にもなりかねません。調剤事務員として勤務する場合は、調剤薬局の収入の大半を占める調剤報酬明細書の作成を担当することになりますので、調剤報酬制度に精通し、査定を受けない明細書を作成する必要があります。

調剤薬局から提出された明細書に不備等が多く見受けられる場合は、個別指導が行なわれることになり、内容によっては自主返金を求められることにもつながります。

調剤事務員としてはこのような個別指導で指摘されている内容についても理解した上

で、調剤報酬明細書の作成にあたる必要があります。下記は、令和3年東北厚生局で行なわれた個別指導で指摘された内容になります。少し専門的な内容になりますが、調剤薬局で勤務した後にもご参考いただける内容になりますので、全文を掲載しておきます。

参考資料

## ●令和3年度 個別指導における主な指摘事項（薬局）東北厚生局

・出典：厚生労働省東北厚生局 HP、「個別指導において保険医療機関等に改善を求めた主な指摘事項について」→令和3年度に実施した個別指導において保険薬局に改善を求めた主な指摘事項（https://kouseikyoku.mhlw.go.jp/tohoku/shido_kansa/shidoubumonn/omonashitekijikou.html 参照）

**令和3年度 個別指導における主な指摘事項（薬局）**

**Ⅰ 調剤全般に関する事項**

**1．処方箋の取扱い**

（1）次の不備のある処方箋を受け付け、調剤を行っている不適切な例が認められたので改めること。処方箋の使用期間を超過している。

（2）「処方」欄の記載に次の不備のある処方箋につき、疑義照会をせずに調剤を行っている不適切な例が認められたので改めること。

①用量の記載が不適切である。

ア　外用薬の使用部位の記載がない。

イ　吸入薬又は点鼻薬又は貼付剤の使用時点の記載がない。

②用法の記載が不適切である。

ア　センノシド錠 12㎎ の用法が2種類記載されている。「1日1回就寝前」と「便秘時」

イ　オキノーム散 2・5㎎ 頓服 1回1包「医師の指示通り」

ウ　ザファテック錠 100㎎「週に1回」のみの記載

エ　ミノドロン酸錠 50㎎「4週間に1回」のみの記載

**2．処方内容の変更**

処方内容の変更について、次の不適切な例が認められたので改めること。

薬剤の変更を、処方医に確認することなく行っている。「チラーヂンS錠 25μg 3錠」を「チラーヂンS錠 75μg 1錠」

**3．処方内容に関する薬学的確認処方内容について確認を適切に行っていない（処方医への疑義照会を行っているものの、その内容等を処方箋又は調剤録に記載していないものを含む。）**

次の例が認められたので改めること。

①薬剤の処方内容より禁忌投薬が疑われるもの

ア　消化性潰瘍が疑われる患者に対するロキソプロフェンナトリウム錠60mg、ファモチジン錠20mg
イ　「チラーヂンS錠100μg」と「炭カル錠500mg」
ウ　2歳未満の乳幼児に対するナシビン点鼻・点眼液0.05%
エ　パーキンソニズムが疑われる患者にベサコリン散5%
オ　慢性肝疾患が疑われる患者にメトトレキサートカプセル2mg
②医薬品医療機器等法による承認内容と異なる効能効果（適応症）での処方が疑われるもの
ア　痛みに用いられたデパケン錠100mg
イ　鬱病の患者に対するゾルピデム酒石酸塩OD錠5mg
ウ　抗生物質、化学療法薬が投与されていない患者に対するビオフェルミンR錠
エ　変形性関節症とは異なる適応症で処方されたことが疑われるロコアテープ
③医薬品医療機器等法による承認内容と異なる用量で処方されているもの
ア　メトホルミン塩酸塩錠250mg 4錠 1日2回朝夕食前
イ　高齢者にサイレース錠2mg1錠又はフルニトラゼパム錠1mg2錠
④医薬品医療機器等法による承認内容と異なる用法で処方されているもの
ア　アジルバ錠20mg 1日2回朝夕食後
イ　アムロジピンOD錠5mg 1日1回朝食後とカムシア配合錠HD 1日1回夕食後

ウ　バイアスピリン錠100mg　1日2回朝夕食後
エ　ファモチジンD錠20mg　1日1回朝食後
オ　プリンペラン錠5　5mg　3錠　食後
カ　メトクロプラミド錠　5mg　1日2回朝夕食後
キ　オロパタジン塩酸塩OD錠5mg　1日2回朝夕食後
ク　クレナフィン爪外用液10％　1日3～4回
ケ　アコファイド錠100mg3錠　1日3回毎食前

⑤過量投与が疑われるもの

高齢者に対する、ゾルピデム酒石酸塩OD錠5mg　1日3錠の投与

⑥倍量処方が疑われるもの

ア　ゾルピデム酒石酸塩錠5mg　2錠　1日1回就寝前30日分
イ　デパス錠0・5mg　4錠　1日2回朝夕食後　30日分
ウ　エチゾラム錠0・5mg　2錠　1日1回就寝前30日分

⑦重複投薬が疑われるもの

ア　「カムシア配合錠HD」と「ニフェジピンL錠20mg」
イ　「ケトプロフェンテープ40mg　1日1枚　腰疼痛時」と「モーラスパップ60mg　1日2枚　腰疼痛時」

⑧薬学的に問題がある多剤併用が疑われるもの

ア　「アゼルニジピン錠16㎎」と「ニフェジピンCR錠20㎎及び40㎎」

イ　「テモカプリル塩酸塩錠」と「バルサルタン錠」

ウ　「アムロジピンOD錠5㎎　1錠　1日1回夕食後」と「テラムロ配合錠BP　1錠　1日1回朝食後」

エ　「リオベル配合錠LD」と「ビクトーザ皮下注18㎎」

⑨投与期間の上限が設けられている医薬品について、その上限を超えて処方されているもの

　6週間又は8週間を超える処方

・タケキャブ錠10㎎

⑩漫然と長期にわたり処方されているもの

ア　漫然と長期にわたる処方・モサプリドクエン酸塩錠5㎎・ガスモチン錠5㎎

イ　月余にわたるビタミン製剤の処方・メコバラミン錠・シナール配合錠・メチコバール錠500μg

ウ　8週間を超える処方・タケキャブ錠10㎎、20㎎・ネキシウムカプセル10㎎、20㎎

**4．調剤済処方箋の取扱い《調剤済処方箋の記載事項の不備》**

（1）調剤済処方箋について、次の事項の記載がない、不適切な又は不明瞭な例が認められたので改めること。

①調剤済年月日

②保険薬局の所在地
③保険薬局の名称
④保険薬剤師の署名又は記名・押印
（2）調剤済処方箋の「備考」欄又は「処方」欄に記入する次の事項の記載がない、不適切な又は不十分な例が認められたので改めること。
①処方箋を交付した医師又は歯科医師の同意を得て処方箋に記載された医薬品を変更して調剤した場合、その変更内容
②医師又は歯科医師に照会を行った場合、その回答内容

**5．調剤録の取扱い**

調剤録について、次の不適切な例が認められたので改めること。
調剤録がない。

**Ⅱ 調剤技術料に関する事項**

**1．調剤基本料**

調剤基本料の算定について、不適切な例が認められたので改めること。以下の場合に調剤基本料を100分の80に相当する点数で算定していない。複数の保険医療機関から交付された同一患者の処方箋を同時に受け付けた場合において、当該受付のうち、2回目以降の調剤基本料

## 2. 地域支援体制加算

地域支援体制加算について、次の不適切な事項が認められたので改めること。管理薬剤師（施設基準の届出時点から変更されている者も含まれる。）について以下の要件を満たしていない。

ア　当該薬局に週32時間以上勤務

イ　施設基準の届出時点において、当該保険薬局に継続して1年以上在籍

## 3. 調剤料

調剤料について、次の不適切な例が認められたので改めること。

内服薬につき、1剤とすべきところ、2剤として算定している。

## 4. 嚥下困難者用製剤加算

嚥下困難者用製剤加算について、次の不適切な例が認められたので改めること。

①嚥下障害等がない患者について算定している。

②市販されている剤形（顆粒又は細粒）での服用が可能と思われる患者について算定している。

## 5. 一包化加算

一包化加算について、次の不適切な例が認められたので改めること。

①服用時点の異なる2種類以上の内服用固形剤又は1剤であって3種類以上の内服用固形剤が処方されていないときに算定している。

② 治療上の必要性が認められない場合に算定している。（一包化は、多種類の薬剤が投与されている患者においてしばしばみられる薬剤の飲み忘れ、飲み誤りを防止すること又は心身の特性により錠剤等を直接の被包から取り出して服用することが困難な患者に配慮することを目的として行うものである。）

③ 医師の了解を得ていない場合に算定している。

**6. 自家製剤加算**

自家製剤加算について、次の不適切な例が認められたので改めること。

① 調剤した医薬品と同一剤形及び同一規格を有する医薬品が薬価基準に収載されている。

② 調剤録等に製剤工程を記載していない。

③ 医薬品の特性を十分理解し、薬学的に問題ないと判断していない。

## Ⅲ 薬学管理料に関する事項

### 1. 薬剤服用歴管理指導料

同一日に複数の処方箋を受け付けた場合において、同一の保険医療機関で一連の診療行為に基づいて交付された処方箋について、受付回数を2回として算定している不適切な例が認められたので改めること。

### 2. 薬剤服用歴の記録

（1）薬剤服用歴の記録について、次の不適切な例が認められたので改めること。

①薬剤服用歴の記録への記載が、指導後速やかに完了していない。
②同一患者の薬剤服用歴の記録について、必要に応じて直ちに参照できるよう保存・管理していない。
③鉛筆で記載している。
④次の事項の記載がない、不適切である又は不十分である。
ア　患者の基礎情報・住所・必要に応じて緊急連絡先
イ　処方及び調剤内容等・調剤日・調剤した薬剤・処方内容に関する照会の要点等
ウ　患者の体質・アレルギー歴・副作用歴・その他
エ　薬学的管理に必要な患者の生活像
オ　後発医薬品の使用に関する患者の意向
カ　疾患に関する情報・傷病・既往歴・合併症・他科受診において加療中の疾患に関するもの
キ　併用薬（要指導医薬品、一般用医薬品、医薬部外品及び健康食品を含む。）等の状況
ク　服用薬と相互作用が認められる飲食物の摂取状況
ケ　服薬状況（残薬の状況を含む。）
コ　患者の服薬中の体調の変化（副作用が疑われる症状など）
サ　患者又はその家族等からの相談事項の要点
シ　服薬指導の要点

ス　手帳活用の有無
　手帳を活用しなかった場合はその理由と患者への指導の有無
セ　今後の継続的な薬学的管理及び指導の留意点
ソ　指導した保険薬剤師の氏名
《医師の指示による分割調剤における2回目以降の調剤を行う場合》
タ　処方医に対して情報提供した内容・患者の服薬状況・服薬期間中の体調の変化等・残薬の有無・残薬が生じている場合はその量及び理由・副作用の有無

**⑤その他**

服薬指導の要点について、同様の内容を繰り返し記載している例が認められた。服薬指導は、処方箋の受付の都度、患者の服薬状況、服薬期間中の体調変化を確認し、新たに収集した患者の情報を踏まえた上で行うものであり、その都度過去の薬剤服用歴の記録を参照した上で、必要に応じて確認・指導内容を見直すこと。また、確認した内容及び行った指導の要点を、具体的に薬剤服用歴の記録に記載すること。

**3. 薬剤情報提供文書**

薬剤情報提供文書について、次の不適切な例が認められたので改めること。

①次の事項の記載がない、不適切である又は不十分である。

ア　用法

・1日1回服用する医薬品の服用時点の記載がない。

イ　効能、効果

・患者個々の傷病等に応じた内容になっていない。

・クエチアピン錠12・5mgの嘔気時への頓服処方に対する効能、効果の記載が、興奮を抑える薬とされている

・プラセボに対する乳糖

・薬効が複数記載されており、症状に応じた記載となっていないケタスカプセル10mg、ウブレチド錠5mg、カルベジロール錠10mg、フォシーガ錠10mg

ウ　副作用

・患者個々の傷病等に応じた内容になっていない。

・エクア錠50mgの急性膵炎

・メトホルミン塩酸塩錠250mgMTの乳酸アシドーシス

・アムロジピンOD錠10mgの劇症肝炎の初期症状

・リピトール錠10mgの劇症肝炎の初期症状

・グラクティブ錠50mgの急性膵炎の記載が不十分

・糖尿病の患者にアトルバスタチン錠の高血糖

エ　相互作用

・患者個々の傷病等に応じた内容になっていない。

・サインバルタカプセル20㎎とセイヨウオトギリソウ（セントジョーン・ワート）含有食品との併用注意

・ジゴシン錠０・１２５㎎とセイヨウオトギリソウ（セントジョーン・ワート）含有食品との併用注意

・ベルソムラ錠とベラパミル塩酸塩錠

・リポバス錠とアムロジピン錠

オ　服用及び保管取扱い上の注意事項

カ　調剤した薬剤に対する後発医薬品に関する情報

キ　情報提供を行った保険薬剤師の氏名

②効能、効果、副作用及び相互作用に関する記載について、患者等が理解しやすい表現になっていない。

③効能・効果等に関する記載について、

ア　誤解を招く表現となっている。

イ　調剤した薬剤と関係のない事項を記載している。

## 4．経時的に薬剤の記録が記入できる薬剤の記録用の手帳

手帳による情報提供について、次の不適切な例が認められたので改めること。
手帳に次の事項の記載が不十分である。
必要に応じて服用に際して注意すべき事項
・副作用
・相互作用
・投薬された薬剤や患者の病態に応じた内容となっていない
・毎回、適応についての文書がある
・トレシーバ注フレックスタッチ300単位、ヒューマログ注ミリオペン300単位（シックデイ、高血糖時の指導）
・スーグラ錠50mg（脱水回避のための水分摂取）

**5. 薬剤服用歴の記録（電磁的記録の場合）の保存等**

電子的に保存している記録について、次の不適切な例又は事項が認められたので改めること。最新の「医療情報システムの安全管理に関するガイドライン第5・1版」に準拠していない。（※令和4年3月5・2版に改訂）
ア　パスワードの要件として、英数字、記号を混在させた13文字以上の推定困難な文字列を使用していない又は英数字、記号を混在させた8文字以上の推定困難な文字列を定期的（最長でも2ケ月以内）に変更していない。
イ　修正履歴が表示されない。
ウ　電磁的記録に記録された事項について、保存すべき期間中における当該事項の改変又は消去の事実の有無及びその内容を確認することができる措置を講じ、かつ、当該電磁的記録の作成に係る責任の所在を明らかにしていない。

**6. 麻薬管理指導加算**

麻薬管理指導加算について、次の不適切な例が認められたので改めること。
①残薬の取扱方法も含めた保管取扱い上の注意等に関し必要な指導を行っていない。
②麻薬による鎮痛等の効果又は副作用の有無の確認を行っていない。
③薬剤服用歴の記録に指導の要点の記載がない。

**7. 重複投薬・相互作用等防止加算**

重複投薬・相互作用等防止加算について、次の不適切な例が認められたので改めること。
①薬剤服用歴の記録に処方医に連絡・確認を行った内容の要点、変更内容の記載がない。
②「残薬調整に係るものの場合」に、「残薬調整に係るもの以外の場合」の加算を算定している。
③「残薬調整に係るもの以外の場合」を算定しているが、そのほか薬学的観点から必要と認める事項について、処方医に対して連絡・確認を行っていない。

## 8. 特定薬剤管理指導加算

特定薬剤管理指導加算1について、次の不適切な例が認められたので改めること。

①特に安全管理が必要な医薬品に該当しない医薬品について算定している。

ア　皮膚疾患に伴う掻痒に用いたアタラックス錠10mg

イ　吐き気止めに用いたノバミン5mg

ウ　慢性疼痛に用いたサインバルタカプセル20mg

エ　免疫抑制以外に用いたプレドニゾロン錠1mg

オ　疼痛緩和に用いたサインバルタカプセル30mg

カ　高血圧症に用いたメインテート錠2・5mg

②特に安全管理が必要な医薬品が複数処方されている場合に、その全てについての必要な薬学的管理及び指導を行っていない。

③薬剤服用歴の記録に対象となる医薬品に関して患者又はその家族等に対して確認した内容及び行った指導の要点の記載がない又は不十分である。

ア　どの医薬品に対する記録なのか明確に記載すること。

イ　スイニー錠100mgの急性膵炎

ウ　メトホルミン塩酸塩錠250mgの乳酸アシドーシスに関する指導

④従来と同一の処方内容にもかかわらず当該加算を継続して算定する場合に、重点的に行った指導の内容を薬剤服用歴の記録に記載していない。

**9. 乳幼児服薬指導加算**

乳幼児服薬指導加算について、次の不適切な例が認められたので改めること。

①乳幼児に係る処方箋の受付の際に確認した、体重、適切な剤形その他必要な事項等の確認内容について、薬剤服用歴又は手帳の記録に記載がない。

②薬剤服用歴の記録又は手帳に患者の家族等に対して行った適切な服薬方法、誤飲防止等の必要な服薬指導の要点の記載がない又は不十分である。

ア　記載された内容が画一的

イ　指導内容を手帳に記載した旨を記載すること。

**10. 吸入薬指導加算**

吸入薬指導加算について、次の不適切な例が認められたので改めること。

①患者の同意を得ていない。

②保険医療機関に対し、文書による吸入指導の結果等（吸入指導の内容や患者の吸入手技の理解度等）に関する情報提供を行っていない。（手帳により情報提供することでも差し支えない。）

③保険医療機関に対し情報提供した文書等の写し又はその内容の要点等を薬剤服用歴の記録に添付又は

記載していない。

## 11．かかりつけ薬剤師指導料

かかりつけ薬剤師が行う服薬指導等について、次の不適切な例が認められたので改めること。

薬剤服用歴管理指導料に係る業務について

薬剤服用歴の記録

・次の事項の記載がない、不適切である又は不十分である。処方及び調剤内容等、患者の体質、薬学的管理に必要な患者の生活像、後発医薬品の使用に関する患者の意向等

・患者からの問い合わせがあった場合の内容の記載が不十分である。

## 12．服薬情報等提供料

（1）服薬情報等提供料について、次の不適切な例が認められたので改めること。患者の同意を得ていない。

（2）服薬情報等提供料2について、次の不適切な例が認められたので改めること。

①現に患者が受診している保険医療機関に対して提供する服薬状況等の文書が別紙様式1又はこれに準ずる様式となっていない。

②患者の服薬期間中に新たに情報提供した事項、服薬期間中及び処方箋受付時に確認した患者の服薬状況等及び指導等について、情報提供の都度、薬剤服用歴の記録に記載していない。

# Ⅳ 薬剤料に関する事項

1. 薬剤料

内服薬につき、1剤とすべきところ2剤として薬剤料を算定している。

ルパフィン錠10mg2錠とファモチジンOD錠20mg2錠とブランルカスト錠112・5mg4錠

V 事務的事項

1. 標示

保険薬局である旨の標示がないので改めること。

2. 届出事項

次の届出事項の変更が認められたので、速やかに東北厚生局に届け出ること。

①管理薬剤師の異動

②保険薬剤師の異動

③開局時間の変更

④休業日の変更

3. 掲示事項

掲示事項について、次の不適切な事項が認められたので改めること。

①薬剤服用歴管理指導料に関する事項の掲示がない。

②調剤報酬点数表の一覧等の掲示がない。

③東北厚生局長に届け出た事項に関する事項の掲示がない又は誤っている。（調剤基本料1・3—ロ、地域支援体制加算、後発医薬品調剤体制加算2・3、無菌製剤処理加算、在宅患者調剤加算、薬剤服用歴管理指導料4、かかりつけ薬剤師指導料及びかかりつけ薬剤師包括管理料、在宅患者訪問薬剤管理指導料）

④明細書の発行状況について

ア　明細書の発行状況に関する事項の掲示が誤っている。

　公費負担医療に関する記載が誤っている。

イ　明細書の発行状況に関する事項の掲示について、一部負担金等の支払いがない患者に関する記載がない又は患者からの求めがあったときに交付するとなっている。

ウ　明細書の発行状況に関する事項の掲示について、会計窓口に明細書の交付を希望しない場合の掲示がなく、患者の意向が確認できない。

《地域支援体制加算関係》

　健康相談又は健康教室を行っている旨を保険薬局の内側及び外側の見えやすい場所に掲示していない。

《後発医薬品調剤体制加算関係》

　後発医薬品の調剤を積極的に行っている旨を保険薬局の内側及び外側の見えやすい場所に掲示していない。

## Ⅵ その他

**1. 保険請求に当たっての請求内容の確認**

保険薬剤師が行った調剤に関する情報の提供等について、保険薬局が行う療養の給付に関する費用の請求が適正なものとなるよう努めていないので改めること。請求内容について、保険薬剤師による処方箋、調剤録、薬剤服用歴の記録又は調剤報酬明細書の確認が行われていない。

**2. 保険外負担**

患者からの実費徴収について、次の不適切な例が認められたので改めること。実費徴収に係る次の事項について、薬局の内側の見えやすい場所に掲示していない。

ア 患者の希望に基づく内服用固形剤の一包化の費用

イ 患家等への調剤した医薬品の持参料及び郵送代

**3. 関係法令の理解**

健康保険法をはじめとする社会保険各法並びに医薬品医療機器等法等の保険医療に関する法令の理解が不足しているので、法令に関する理解により一層努めること。

**4. 指導対象薬局の開設者がほかの保険薬局も開設している場合**

開設者は、今回の指導結果の内容を踏まえ、同様に開設者となっている他の保険薬局について状況の把握を行い、業務内容等について必要な改善を行う等、保険調剤の質的向上及び一層の適正化を図ること。

# 8 処方箋の内容に疑義（＝疑問点）がある場合の対処法

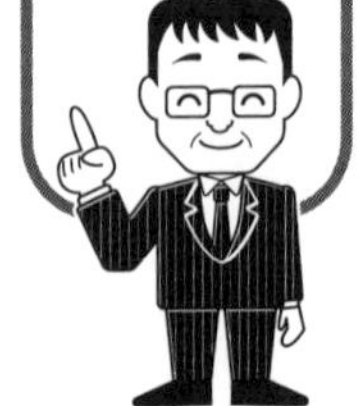

医師が発行した処方箋は、患者が院外の調剤薬局に持って行き調剤を受けることになりますが、調剤薬局で処方箋を受け付けた際に内容を確認します。この際に**疑義**（※1）が生じた場合は処方箋を記載した医師に内容を確認しなければなりません。これは、薬剤師法でも定められています。

第二十四条（処方箋中の疑義）
薬剤師は、処方箋中に疑わしい点があるときは、その処方箋を交付した医師、歯科医師又は獣医師に問い合わせて、その疑わしい点を確かめた後でなければ、これによって調剤してはならない。

**疑義照会**（※2）で多いのは、薬剤の規格が記載されていない（複数の規格がある薬剤

※1　疑義…内容について疑問がある場合などを指しています。処方箋の場合だと、処方箋に記載されている内容について不明な点がある場合などを言います。

※2　疑義照会…疑義が生じた場合に確認することを指します。処方箋の場合だと、処方箋を交付した医師に、内容の確認を取る場合を疑義照会と言います。

の場合、例えば5㎎1錠と10㎎1錠の規格がある場合など)、処方した医師の記名押印がない、投与日数制限がある薬剤が上限を超えて処方されている、偽造処方箋が疑われる場合等があります。また薬学的な観点からの疑義もあります。

例えば、

・用法や用量が適切ではない
・重複投与ではないか
・その患者に対して禁忌薬剤ではないか

等様々なケースがあります。

上記以外で比較的多いのが、処方箋の有効期間に関するものです。

処方箋の有効期間は、療養担当規則で交付の日を含めて4日以内とされていますが(長期の旅行等特殊の事情があると認められる場合は、この限りではない)、この有効期間を超えた処方箋を持参される患者さんが意外と多くいらっしゃいます。この場合は、疑義照会では解決することはできず、再度医師の診察を受けて処方箋を発行してもらう必要があります。なお、重複投与や相互作用防止の目的で疑義照会を行ない処方が変更された場合は、調剤報酬として「重複投薬・相互作用等防止加算」を算定することができます。

調剤管理料（重複投薬・相互作用等防止加算）
注3　薬剤服用歴に基づき、重複投薬、相互作用の防止の目的で、処方箋を交付した保険医に対して照会を行い、処方に変更が行われた場合（別に厚生労働大臣が定める保険薬局において行われた場合を除く。）は、重複投薬・相互作用等防止加算として、次に掲げる点数をそれぞれ所定点数に加算する。ただし、区分番号15に掲げる在宅患者訪問薬剤管理指導料、区分番号１５の２に掲げる在宅患者緊急訪問薬剤管理指導料又は区分番号15の３に掲げる在宅患者緊急時等共同指導料を算定している患者については、算定しない。
※点数は省略。

このように様々な疑義が発生しますが、処方医に対しての疑義照会を事務が担当する場合もあります。どの程度の内容まで事務が担当するかは、各調剤薬局によって異なりますが、疑義照会を行なうためには、かなり専門的な知識が必要となりますので、日々、学習し見識を広げる努力を行ないましょう。

パート4

# 薬局勤務の経験を活かしたしごとには何があるのか

## 《調剤事務員のキャリアガイド》

経験を積んで深い
知識とスキルを
身に付ければ
コンサルの仕事
も可能です！

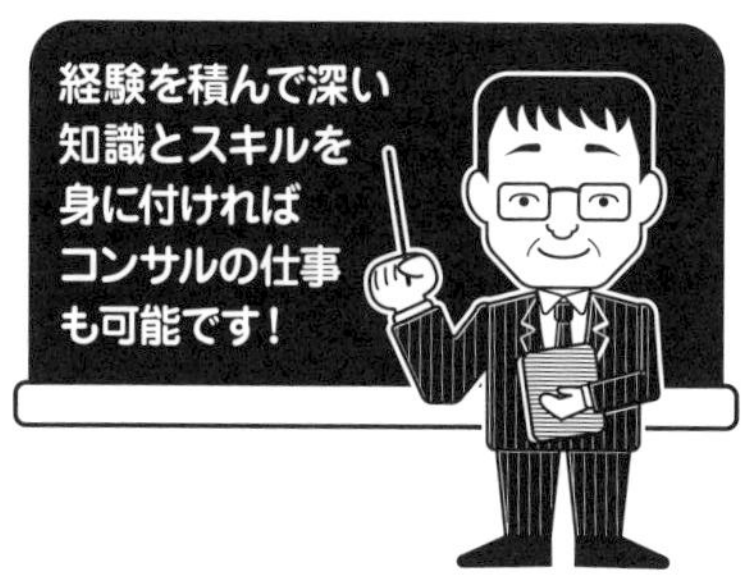

# 1 自ら積極的に行動して知識や人脈を広げれば、さらに高い収入が得られる薬局でのコンサルティングも可能だ

## ●調剤報酬関連

調剤報酬請求事務員としての経験を積んで、深い知識とスキルを身に付ければ、調剤薬局のコンサルタントとして活躍することも可能性があります。実際、私も薬局の経営コンサルティングの仕事が多くなっています。

まずは調剤薬局の収入の根幹である調剤報酬に関するコンサルタントについて考えてみましょう。

調剤報酬には、これまでにも解説している通り、

・調剤技術料
・薬学管理料
・薬剤料
・特定保険医療剤料料

に分類されています。

コンサルタントとして活躍するためには、調剤報酬全般の知識を身に付けることが必要ですが、昨今の調剤報酬の中では特に**在宅関連の点数について理解すること**が重要だと言えます。

特に、特別養護老人ホーム等に入所されている方に対しての調剤報酬の算定については、深く理解しておくことが必要です。一般的に来局される患者さんよりも調剤報酬が高額になることが多く、調剤薬局の経営を考えた場合、重要だと言えます。

また、各算定項目には**施設基準**が設定されていることが多く、より高い基準をクリアすることで算定できる点数が高くなります。このような施設基準についても深く理解し、現在の状況で申請できるものがないかを見極めていく能力も、コンサルタントとして活躍するためには有効な知識と言えます。

コンサルタントとして活躍するためには、点数算定だけではなく、施設基準や申請方法（申請書類の作成等）についても精通していくことにより、活躍の場が拡大するでしょう。

実務においてこのような経験を積むためには、先輩方が担当している専門知識が必要な業務について積極的に関わりを持ち、経験を積むことが有効です。

私自身も現役時代、返戻や減点について担当していた先輩方の業務について質問したり、お手伝いを申し出るなど、積極的に関わり、指導を受け、いつしかその業務を任されるようになりました。

このような方法で、通常よりも早く高度な業務に従事できるように行動することもスキルアップにおいては有効な手段だと言えます。

本来であれば自分の担当ではない業務に対して積極的に関わると、業務量が増え、場合によっては残業などにもつながることから、避けることも多いと思いますが、自分自身の目標（効率よく収入を得る事や独立、スキルアップして条件の良い職場への転職など）を設定し実現していくためには、このような努力も必要だと思います。

また、職場だけではなく、社外の研修会や勉強会に参加することも有効でしょう。多くの場合、有料になりますが、大学での市民講座などにも有益な講義が多くあり（私も以前講師を担当したことがあります）、休日を利用して参加してみるのも有意義な時間になると思います。

なお、関連する学術学会に登録するのも良いでしょう。調べていくと意外と低コストで参加できるものも多くあり、興味が湧くようなテーマが見つかります。ぜひ、いろいろと検索してみてください。

## ●人事関連

コンサルタントとして意外に多い案件が、人材採用に関することになります。調剤薬局で採用する人材としては薬剤師や調剤事務員が中心になりますが、意外と採用に苦戦している薬局が多くあります。

一般的には、求人広告を出し応募があった方を面接し、採用を決めていきますが、応募者の中で希望に見合う人材がいなかったり、そもそも応募件数が少ないなどの理由で採用活動がうまく進まないことが多くあります。このような場合、求人方法を見直したり、採用条件を改定したり、業務体制を見直したり、業務の効率化を図ったり、人材派遣を一時的に活用したり、場合によっては人材紹介会社に手数料を支払い紹介してもらったりといった方法を取りますが、このようなきめ細かい人事戦略を立てられるのは比較的大規模の薬局に限られ、小規模な調剤薬局ではほぼ不可能と言えます。

コンサルタントとしてこのようなことについて担当し、調剤薬局を安定的に運営する手助けをするというニーズがあります。

特に管理薬剤師の採用やレセプト担当者の採用は急務であり、調剤薬局の運営に大きな影響があります。このような緊急の状況において適切な対応ができると調剤薬局との信頼関係も向上し、様々な仕事の依頼にもつながります。

さらに人事制度の確立についても精通していると有利に働くでしょう。

経営的な視点では、人材の離職率なども極めて重要な要素であり、高すぎても低すぎても問題があります。このようなことに関連しているのは人事考課や給与システムの場合が多く、小規模な調剤薬局ほど整備されていないことが多く、不満を持っているスタッフが多くなります。

誰もが向上心を持って勤務できるやりがいのある職場環境を作るには、人事考課システムや給与システムはとても有効になります。コンサルタントとして活動するためには、薬局に勤務しながら経験を積み、知識と人脈を広げておくことが必要です。

**知識や人脈は自発的に行動しなければ得られません。**

私の例で恐縮ですが、出入りしている求人業者などと積極的に関わり、情報を得るように心がけていました。出入りしている業者には有能な人材やそうではない人材など様々ですので、見極める能力も必要ですが、有能な方には積極的に働きかけ情報収集をしていました。

このような中で得られた人脈は、転職したり、独立してからもお付き合いは継続していくことになり、私がコンサルタントとして活動していく上では重要な人脈になっています。

有効な人材から得られる情報にはとても価値があり、この情報だけで仕事につながることも少なくありません。

独立してからでも有益な情報を得るためには、かなりのコストと労力を要します。仮に有効な人脈が多く容易に情報が得られるとすれば、コストダウンにもつながり、他社との差別化にもなり安定的な経営も実現可能と言えます。

なかなか有効な人脈を構築するには努力が必要ですが、この人脈が将来にとってかなり有効であることを認識し、日々の業務に当たりましょう。

## ●経営と営業戦略

コンサルタントとして起業した場合においても必要な知識になりますが、経営についても理解しておくことが重要です。

簿記の知識や決算書についての知識も理解しておくことが望ましいでしょう。もちろん、このような実務の専門家には会計士や税理士がいますが、経営についての判断ができる程度には簿記や決算書の味方について理解しておかなければ、コンサルタントとして活動することはできないでしょう。

例えば専門家が作成した決算書や試算表、損益計算書等を見て、

・必要な利益率はどの程度か？
・人件費比率はどの程度が理想か？
・広告宣伝費は適切か？
・消耗品費や水道光熱費は適切か？
・薬価差益はどの程度か？
・採用経費は？
・福利厚生費は？

等々、上記以外にも多くのチェック項目があります。このような項目について薬局ではどの程度が適切な水準かを理解し、改善点を提示し、改善方法を提案することができればコンサルタントとして業務に携わることも可能でしょう。

勤務員時代にこのようなことについて触れることができるのは、かなり役職が上がらないと厳しいと思いますが、ぜひとも経験していただきたい業務と言えます。大手の調剤薬局グループの本部などで勤務する機会があれば、携わることができるかもしれません。

次に営業戦略についてですが、調剤薬局の営業先は近隣の医療機関や介護関連施設になります。

このような機関と連携することによって、確実に処方箋が確保でき安定的な運営が行なえることになります。医療機関は患者さんにどこの薬局に行って調剤を受けるかは指示することができませんが、その医療機関の患者さんが処方箋を持って来る場合は、医療機関の医師がどのような薬剤を処方するか理解しておかなければ処方箋に対応することができません。

スムーズに調剤を行なうためにも、事前に打ち合わせをしておくことが必須だと言えます。介護関連施設については、訪問診療時に処方された薬剤について調剤薬局が薬剤を届けることになりますが、各施設によって担当する薬局を決めています。

ただ、施設側と薬局側でのトラブルも多く、良い薬局があればと考えている施設が多いのも事実です。このような状況時に声がかかるように、近隣の施設には定期的に営業をしておくことが必要です。こういった営業を代行することもコンサルタントの業務と言えます。

経営や営業戦略についてはなかなか経験しにくい分野だと思います。私自身は医療系教育機関に勤務した経験があり、比較的早い段階でマネジメント業務に従事し、経理や財務などに触れる機会に恵まれました。

さらには人事や採用にも関わり、外部の方々との人脈を構築することができ、今も継続してお付き合いしている方が多くいます。

営業戦略についても、在校生の就職先確保のために多くの医療機関を訪問し、営業的な経験を積みました。

私の場合は、たまたま環境に恵まれた側面が強いですが、自分自身でも貪欲に行動しようとは常日頃から考えていました。

現在の就職や仕事をみてみると、すぐに自分自身が理想としている環境に身を置くことは厳しいと思われます。やはり短期・中期・長期の目標を設定し、計画的にスキルアップをしていき、自分自身の環境を整えていくような視点が必要なように思います。

少し時間はかかりますが、このような意識を持って行動しているのと日々の仕事だけをこなしているのとでは、数年単位で見たときには大きく状況が異なってきます。自分自身にとって最短で目標が達成できるように考えて行動してみましょう。

以上がコンサルタントとしての業務の一部、またコンサルタントになるための心構えとなります。かなり広範囲な分野についての知識が必要になりますが、ぜひとも勤務員時代に多くのことを経験し、コンサルタントとして活躍していただきたいと思います。

# 2 レセプト請求代行業者としての独立も考えられる

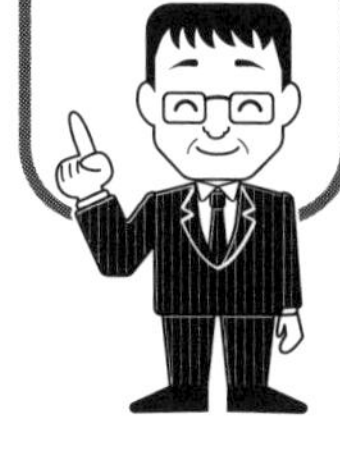

医療機関や調剤薬局での勤務経験を生かし、独立する方は意外と多くいらっしゃいます。特に新規開業時などはスタッフの採用が間に合わない等の状況もあり、人材派遣や業務請負を利用するケースは多くなります。

日常業務についてもニーズがありますが、特にニーズが高いのは請求関連になります。調剤報酬の請求は調剤薬局の収入の大半を占め、運営には欠かせない業務になります。このような超重要な請求業務について、外部に委託する調剤薬局も多くあります。理由は様々ですが、概ね次のようなケースが考えられます。

**①職員の急な退職で請求ができるスタッフがいない**
**②職員の経験値が浅く、請求内容に不備がないか心配**
**③返戻や減点が多く対応に苦慮している**

④新規開業で請求に関する業務に不安がある
⑤スタッフは充実しているが、定期的に外部に委託し請求精度の確認がしたい
⑥スタッフに請求内容を伏せておきたいため請求業務は外部に委託したい

以上のような理由が外部に委託する要因になります。

①のようなケースは意外と多くの調剤薬局が陥りますが、比較的小規模な薬局で起こることが多いと思われます。このようなケースは受託する側もかなりの経験値が必要になります。理由としては、請求に関する情報が整理されていないことが考えられます。したがって、状況から概ね予測がつかないと請求ができないことになります。

またこれは全てのケースに当てはまりますが、調剤薬局が使用している請求端末はメーカーが異なります。メーカーが変われば操作方法も異なり、一データがどのような意味を持っているかが異なります。このような点も理解しておかないと、せっかく作業をしてデータを作成したのに、請求に反映されていないなどの問題が起こり、結果、請求漏れなどにもつながる恐れがあります。①のようなケースを受託する際は、事前にできるだけヒアリングを行ない、受託できる内容かを検討する必要があります。

続いて②については、調剤薬局ではそう多くはないと思います。理由は調剤報酬制度が

医科などと比較するとやや難易度が低いことがあります。医科よりも短期間での経験でも調剤報酬のレセプトについては比較的完成度の高い明細書が作れることが多く、②のようなケースはよほどの初心者が担当している場合だと言えます。

③については、昨今の請求事情からやや増加傾向にあると言えますが、こちらも医科などと比較するとレアなケースと言えます。詳細はパート3でも触れましたので割愛しますが、このような状況での依頼は比較的受託しやすいかもしれません。

④については、比較的ニーズが高いと言えます。

新規開業の初回請求は、請求端末メーカーのインストラクターが立ち会ってくれることが多いので、請求自体は問題なく行なわれることになります。ただ、インストラクターが指導してくれるのは操作の方法が中心になりますので、請求データは職員が作成しなければなりません。もし経験値の浅いスタッフが多いなら、専門家として立会いをしてほしいという依頼があることも考えられます。

⑤については、調剤報酬明細書の請求代行としては最も多いかもしれません。特にレセプト枚数が多い薬局や漢方などを扱っている調剤薬局にはニーズが高いと言えます。レセプト枚数が多いと、スタッフが日常業務をこなしながら請求業務をすることが困難なケースもあり、請求業務を外部に委託することがあります。このようなニーズをいかに情報と

して得るかが開業のポイントと言っても過言ではありません。

⑥についても割と起こり得る状況と言えます。これは調剤薬局の近所の方を多く採用している場合、薬局内部の情報が外部に漏れることを嫌うことから、外部に委託するというケースになります。通常の請求に関する知識があれば問題なく受託することが可能であり、リスクも低い案件とも言えます。

概ねこのようなケースで請求業務の外部委託が行なわれますが、受託単価は案件によって様々です。短期間・準備期間が少ない・単発依頼・内容がかなり煩雑等のケースでは自ずと請求単価も高額になりますが、比較的リスクの低い案件だと請求額も少なくなるでしょう。

枚数によっても業務量が異なりますので、見積もりをする際は確実に利益を出すことができ、一般常識の範囲内の額を見積もる必要があります。請求業務は月初になりますので、一人で受託できる件数には限界があります。受託数を増やすためには有能な人材の確保も必要となります。可能であれば、月初の請求だけではなく、レセプト期間以外にできる点検や請求漏れなどの点検業務の受託をできると収益が上げやすいでしょう。

# 3 人材派遣会社や人材紹介会社の設立という道もある

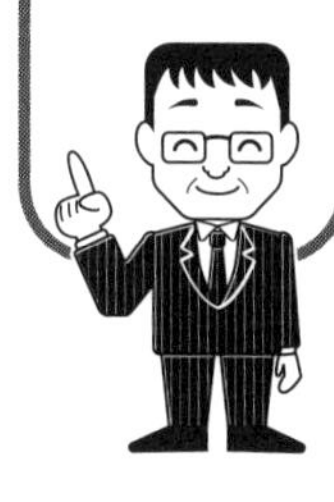

昨今の医療機関における人材採用は、かなり苦慮している状況だと言えます。一般的に人材を採用しようと考えた場合は、次のような方法が考えられます。

**①ハローワークに求人を出す**
**②求人誌に求人を掲載する**
**③高校や大学、短期大学、専門学校、各種スクールに紹介を依頼する**
**④求人データベースを利用する**
**⑤人材紹介会社に依頼する**
**⑥縁故で求職者を探す**

このような方法で人材の採用を進めますが、最近ではなかなか医療機関が希望するような人材の採用が進まないのが実情です。①〜⑥には無料で求人を出すことが可能なものもありますが、結構な額の採用経費をかけているケースが圧倒的に多くなっています。

さらに、最近の医業経営の状況から、新卒を定期的に採用するような人事計画も立てにくく、欠員に応じてその都度採用を検討するようなケースも多くなっています。

医療業界は特に離職率が高い業種であり、比較的転職もしやすい状況であることから、それなりの経験を積んで転職することも少なくありません。一般的には大規模な組織よりも小規模な組織のほうが退職リスクが高く、医療分野は離職率の高い業種であると言われています。これは、各種統計データでも同様の結果が出ています。

このように医療機関の人材確保はかなり難しく、絶えず苦慮していることが容易に想像できると思います。このような環境において、人材紹介会社や人材派遣会社はビジネスチャンスがあります。人材紹介会社とは、厚生労働大臣から許可を受けた「有料職業紹介所」のことになりますが、採用したい企業と求職者の仲介を行ない、成立した場合は採用企業から手数料をいただくことで利益を上げています。

人材紹介のシステムは次のようになります。

人材紹介事業は厚生労働省の許認可事業なので許可が必要になります。このため厚生労働省が規定する、要件を満たす必要があります。厚生労働省が定めている項目は次のようになります（厚生労働省のホームページより抜粋）。

### 人材紹介のしくみ

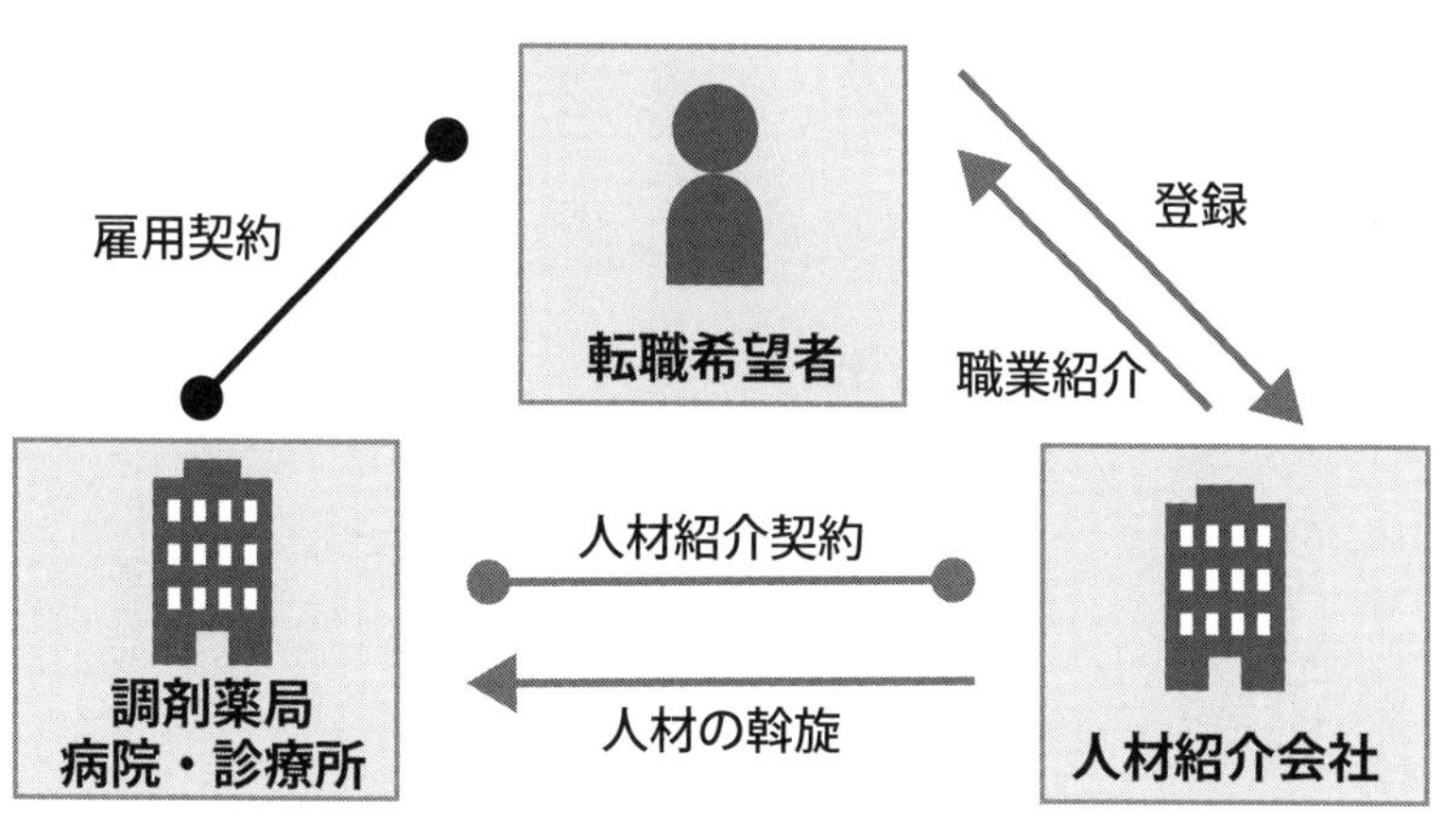


有料職業紹介事業　許可要件（概要）

有料職業紹介事業の許可を受けるためには、一定の欠格事由（禁錮以上の刑又は、一定の労働法等に違反して処罰の刑に処せられ、その後5年を経過しない等）に該当しないことのほか、次の基準をすべて満たすこと。

認可基準（概要）

1　次の要件をすべて満たす財産的基礎があること。

①資産（繰延資産及び営業権を除く）－負債≧500万円×事業所数

②自己名義の現金・預金の額≧150万円＋（60万円×（事業所数－1））

2　職業紹介責任者が適正に選任されてい

ること。
①職業紹介責任者は、成年に達した後3年以上の職業経験を有する者であること。
②職業紹介責任者講習を受講（許可更新の受講の日前5年以内の受講に限る）していること。
※講習の実施機関等については厚生労働省ホームページ（http://www.mhlw.go.jp/stf/seisakunitsuite/bunya/0000059261.html）でご確認いただけます。

3　個人情報に関する次の措置が講じられていること。
①個人情報適正管理規程を定めていること。
②求職者等の個人情報を適正に管理するための措置が講じられていること。

4　事業所において、事業に使用し得る面積がおおむね20㎡以上あること又は、個室の設置、パーテーション等での区分により、プライバシーを保護した対応が可能であること。

5　有料職業紹介事業を当該事業以外の会員の獲得、組織の拡大、宣伝等他の目的の手段として使用しないこと。

6　業務運営規程を定めていること。

7　適法な手数料以外に職業紹介に関し、いかなる名目であっても金品を徴収しないこと。

8　徴収する手数料を明らかにした手数料表を有すること。

※同一事業所内で労働者派遣事業を行う場合
派遣労働者に係る個人情報と求職者に係る個人情報が別個に管理されること等事業運営につき明確な区分がなされていること。

このような内容が定められていますが、各項目をみるとおわかりになるように財務面の規定も定められています。一般的な株式会社の設立なら資本金は少額でも設立することが可能ですが、人材紹介会社を設立する場合は最低でも500万円以上の資産が必要になります。

設立後の収益ですが、紹介した際に受け取る手数料は特に定めがありませんが、紹介したほうが得る手数料は、年収の30％前後が一般的になっています。仮に年収が500万円だとすると、150万円程度の手数料を得ることができることになります。

支出に関しては、広告宣伝費や人件費が大半を占めますが、それ以外にも地代家賃や通信費、旅費交通費、水道光熱費が発生します。

年間にどの程度の紹介が成立すれば利益が出るかは事業規模によりますが、求人情報や紹介者（登録者）の確保が、いかに効率よくできるか（集められるか）にかかっていると言えます。

## 「人材派遣」の働き方のしくみ

労働者派遣事業とは、派遣元事業主が自己の雇用する労働者を、派遣先の指揮命令を受けて、この派遣先のために労働に従事させることを業として行うことをいいます。

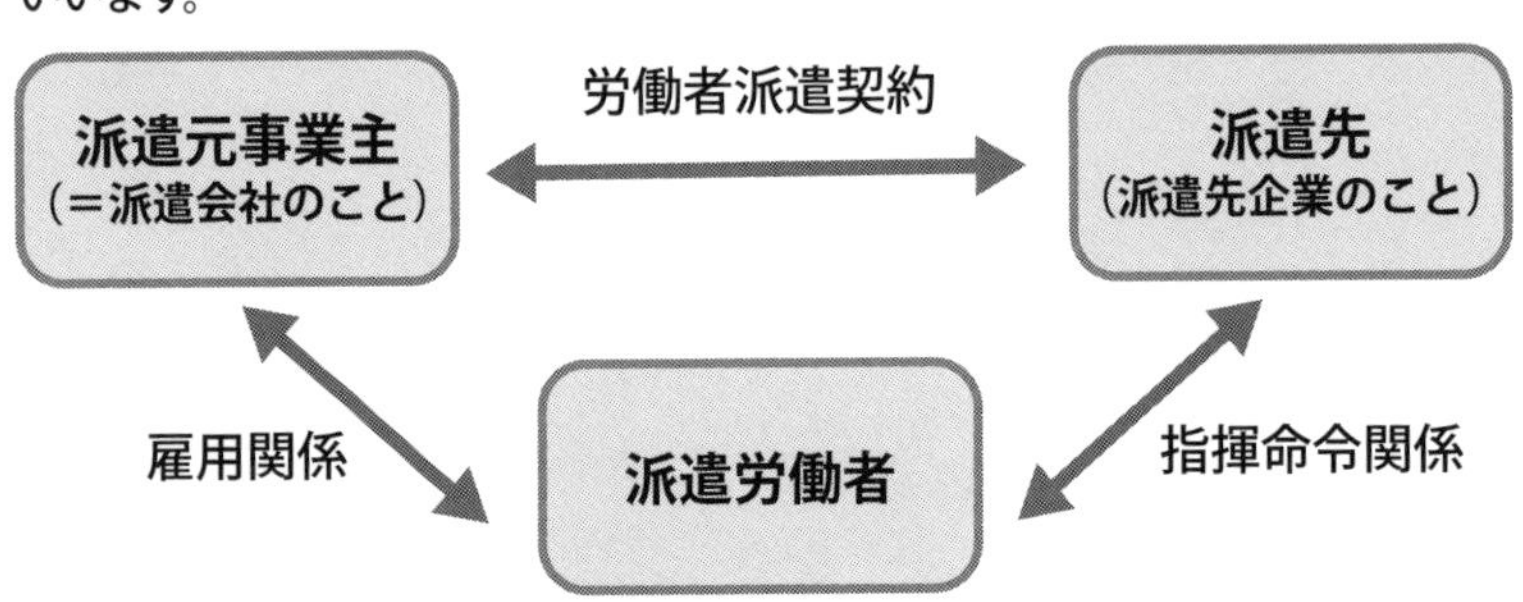


●出典：厚生労働省ホームページ▶【労働者派遣・請負を適正に行うためのガイド】参照

多くの紹介会社は、紹介人材さえ確保できれば十分に利益が出していけるとのコメントを聞くことがあります。このあたりがビジネスのポイントになると言えます。開業を検討する場合は、独自の強みなどを明確にしたビジネスモデルを確立しましょう。

次に人材派遣会社について見ていきましょう。

人材派遣会社は、採用企業が望む能力を持っている人材を雇用し、企業に派遣して派遣料金を得るビジネスになります。

人材派遣会社の仕組みは上のようになります。

人材派遣に関しても許認可が必要になります。派遣に関しては、労働者派遣事業の適正な運営の確保及び派遣労働者の保護等に関する法律、いわゆる労働者派遣法によって定められています。派遣事業を行なうためには財産的な判断もあります。詳細は次のようになります（厚生労働省のホームページより抜粋）。

3　許可基準

(1)労働者派遣事業の許可の要件

以下のイからニまでのすべての要件に適合していると認められなければ、労働者派遣事業の許可を受けることはできません。

～省略～

ニ　法第7条第1項第4号の要件（ロ及びハの他、申請者が当該事業を的確に遂行するに足りる能力を有するものであること。）

（イ）　財産的基礎に関する判断（事業主（法人又は個人）単位で判断）

a　許可申請事業主に関する財産的基礎

許可申請事業主についての財産的基礎の要件については以下のとおりとする。

（a）資産（繰延資産及び営業権を除く。）の総額から負債の総額を控除した額（以下「基準資産額」という。）が2、000万円に当該事業主が労働者派遣事業を行う（ことを予定する）事業所の数を乗じた額以上であること。

・厚生労働省令により提出することとなる貸借対照表又は労働者派遣事業計画書（様式第3号）の「3 資産等の状況」欄により確認する。

・「繰延資産」とは、会社計算規則（平成18年法務省令第13号）第74条第3項第5号に規定する繰延資産をいい、「営業権」とは、無形固定資産の一つである会社計算規則第2編第2章第2節の「のれん」をいう。

（b）（a）の基準資産額が、負債の総額の7分の1以上であること。

（c）事業資金として自己名義の現金・預金の額が1、500万円に当該事業主が労働者派遣事業を行う（ことを予定する）事業所の数を乗じた額以上であること。

・厚生労働省令により提出することとなる貸借対照表又は労働者派遣事業計画書（様式第3号）の「3 資産等の状況」欄により確認する。

（d）基準資産額又は自己名義の現金・預金の額が増加する旨の申し立てがあったときは、公認会計士又は監査法人による監査証明を受けた中間決算又は月次決算による場合に限り、基準資産額、負債の総額及び自己名義の現金・預金の額のいずれについても当該中間決算又は月次決算により確認するものとする。ただし、個人の場合に限り、基準資産額又は自己名義の現金・預金の額が増加する旨の申し立てがあったときは、①市場性のある資産の再販売価格の評価額が、基礎価額を上回る旨の証明があった場合（例えば、固定資産税の評価額証明書等による。）、②提出された預金残高証明書により普通預金、定期預金等の残高を確認できた場合（複数の預金残高証明書を用いる場合は、同一日付のものに限る。）に限り、当該増加後の額を基準資産額又は自己名義の現金・預金の額とする。

（e）職業安定法第45条に規定する厚生労働大臣の許可を受け、労働者供給事業を行う労働組合等から供給される労働者を対象として、労働者派遣事業を行うことを予定する場合については、（a）において「2、000万円」を「1、000万円」と、（c）において「1、500万円」を「750万円」と読み替えて適用する。

（f）地方公共団体による債務保証契約又は損失補填契約が存在することによって派遣労働者に対する賃金支払いが担保されている場合は、（a）、（b）及び（c）の要件を満たしていなくても差し支えないこととする。

～省略～

以上になります。先ほど紹介した人材紹介会社よりもハードルが高くなっています。

人材派遣の収益は派遣先から受け取る派遣料金になりますが、支出としては当然のことですが、派遣スタッフの人件費が中心となります。その他の経費は人材紹介会社と同様なものがあります。

また、人材派遣と人材紹介をセットにしたようなシステムもあります。それを**紹介予定派遣**と言いますが、紹介予定派遣とは、単なる派遣契約ではなく、派遣先に正社員等での採用を前提とした派遣になります。派遣期間をあらかじめ設定しますが、派遣期間が終了した後、派遣先の雇用になります。派遣先の企業に雇用が切り替わると、紹介した企業から手数料をいただくことになります。最終的には派遣ではなく直接雇用を望む方も多いことから、このようなシステムを利用する求職者も多くいます。

以上が人材紹介会社や労働者派遣会社の開設についての概要になります。いずれのビジネスにおいても、有益な情報をいかに得るかがポイントになります。既に先行している会社も多いことから、起業を検討する上では、他社にはないオリジナルのビジネスモデルを構築し差別化を図り、安定的な運営を目指しましょう。

# 4 ドラッグストアでの勤務

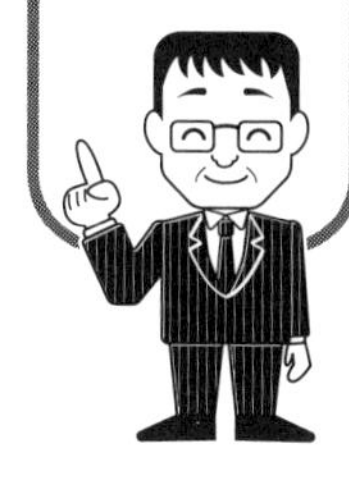

調剤薬局での経験を生かしてドラッグストアで働く上でキャリアアップになるとすると、やはり登録販売者の資格を活用して勤務することになります。登録販売者についてはパート1でも解説しましたが、薬剤師以外で一般用医薬品の販売を担える資格になります。

ドラッグストアでは、一般用医薬品の第1類から第3類までが販売されていますが、第1類については薬剤師しか販売することができません。したがって、登録販売者が扱えるのは、第2類と第3類になります。

## ●ドラッグストアの業務

ドラッグストアでの業務は専門的な業務とその他の一般的な業務があります。

・**一般的な業務**…品出し・レジ

まず一般的業務としては、品出しやレジがあります。ドラッグストアで勤務する職員は、全員がレジを担当することができるようにしているドラッグストアが多いと言えます。したがって、登録販売者についても担当することがありますが、店舗によっては1日の大半がレジなんて日があるかもしれません。

このあたりは店舗の採用状況や職員の配置状況にもよりますので、できるだけ専門的な業務に従事したい場合は入職前に確認しておくほうが良いでしょう。

・**専門的な業務**…医薬品の相談や説明・在庫管理・発注

次に専門的業務ですが、医薬品の相談や説明、医薬品の在庫管理、医薬品の発注等が中心になります。

**オーバードーズ**という言葉を聞いたことのある方も多いと思いますが、昨今、市販薬の咳止めや風邪薬などを大量に摂取し、薬物中毒に陥り、最悪の場合は死に至るケースもあります。このようなことから、医師の指示が必要なく購入できる一般用医薬品の購入に際して、状況を詳しく聞いたり、同様の効果を有する（同様の成分）医薬品を複数購入することができなかったり、直近で同様の医薬品を他店で購入していないかなど文書で確認したりといったことが行なわれています。

第2類等の医薬品の場合は、このような説明や確認は登録販売者の業務となります。オーバードーズは深刻な問題であり、不幸な結末になる前に未然に防ぐことが重要であり、登録販売者に期待される役割は極めて大きいと言えます。

このような業務以外にも、医薬品の在庫管理や医薬品の発注も登録販売者の業務になります。店舗によっては薬剤師が行なう場合もありますが、登録販売者がこのような業務を担うことも多くあります。

薬剤の在庫管理については一般的な商品に比べてかなり重要です。盗難や窃盗等により在庫が不足している場合は、個人で大量に服用し、先に述べたオーバードーズの可能性もありますし、転売目的の窃盗の場合もあります。このようなケースでは、医薬品の専門知識のない人が医薬品を販売する恐れもあり、重大な事故の原因になりかねません。医薬品の管理は犯罪防止の観点からも極めて重要な業務と言え、薬剤師や登録販売者の専門家が担当等をする必要があります。

さらに経験を積むと、店長として勤務する登録販売者もいることでしょう。店長になれば、従来から担当している一般的業務や専門業務に加え、マネジメント業務も担当することになります。

店舗を運営するためには、人・金・物・時間など幅広いマネジメントを行なう必要があります。このようなことについても見識を広げていく努力をふだんから心がけましょう。

## 5 薬局の責任者（店長）としての活躍

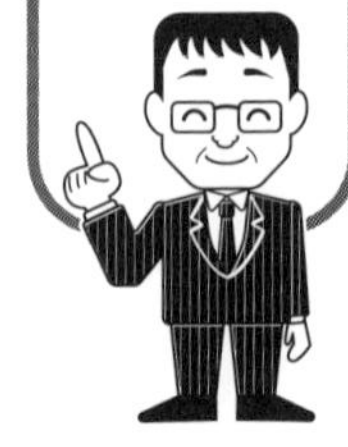

昨今の調剤薬局を取り巻く環境を見てみると、個人で運営している小規模な薬局は減少傾向にあり、チェーン展開しているような大手薬局が増加しています。これは調剤報酬改定などの影響もあり、調剤薬局の売上構成において薬剤料の比率が上がっており、小規模な薬局よりも、より多くの薬剤を取り扱う薬局が有利であるのも理由の一つと考えられます。

**多くの薬剤を取り扱う場合、薬剤の仕入れ交渉も有利になり、薬価差益が得やすいことにもつながります。**

このようなことも影響し、チェーン展開している薬局が増加していますが、調剤薬局の店長は薬剤師である必要は法的にも定められていません。法的に定められているのは、管理薬剤師を置かなければならないということで店長とは意味合いが異なります。

従来は管理薬剤師＝店長になっているケースが多く見られましたが、昨今では事務職員などの非薬剤師が店長職に就任し、薬局運営に尽力しているケースも増加傾向にあります。法的に配置しないといけない管理薬剤師と協力して薬局運営を行なわないといけませんが、管理薬剤師が行なう業務としては次のようなものが挙げられます。

**①医薬品管理**
**②医薬品の調剤業務と品質管理**
**③保健所など行政機関への報告や指導監査の対応**
**④薬学的なことに対しての患者さんへの説明**
**⑤管理薬剤師以外の薬剤師の管理**

概ねこのような業務については管理薬剤師の業務と言えますが、店長となると薬局の運営に係わる業務を担当することになります。代表的な業務としては次のようなものがあります。

**①薬局の従業員のシフト管理**
**②処方箋を交付する医療機関との交渉や打ち合わせ（営業的なものを含む）**
**③従業員の採用面接や定期面談（本部が行なう場合もあり）**
**④本部に対しての収支報告**

⑤レセプトなどの請求業務状況の把握
⑥クレーム対応
⑦仕入れ交渉
⑧取扱商品の選定

管理薬剤師と比較すると、経営に関するマネジメント業務が中心になっています。調剤薬局は公的保険制度下で行なわれていますが、保険を活用しない一般用医薬品の販売や日用品の販売なども行なうケースが増加しています。

このようなことに対する情報収集や販売戦略を考えるのも、薬局店長の業務内容と言えます。そこでは、調剤報酬や保険制度以外にも幅広い知識や見識が求められます。また、管理薬剤師をはじめ、その他の薬剤師や従業員をまとめていくのも店長の大きな業務になりますので、コミュニケーション能力も必要になります。

調剤薬局で経験を積み、店長としてマネジメントに参画すると当然責任も増加しますが、やり甲斐も大きくなり、所得的にも増加することが考えられます。

将来的にマネジメントに関わる立場になることを目指して、日々の業務に当たることはモチベーションアップにもつながるでしょう。

# 6 治験コーディネーターという道もある

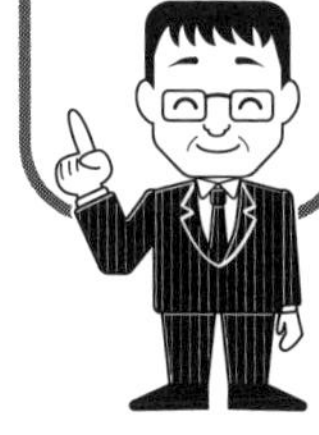

## ●治験とは何か

治験とは医薬品等が人の体に有効で安全であることを立証し、承認申請するための臨床試験のことを言います。

治験コーディネーターは、治験がスムーズに行なわれるように、治験参加者をサポートしたり、関係者のスケジュール調整を行なったりします。ＣＲＣ（Clinical Research Coordinator）と呼ばれることもあります。

## ●業務内容

基本的な仕事としては、治験が始まる前の事前準備、実際の治験が始まってからの業務、治験の結果報告という３段階に分けられます。

一つの治験を実施するためには病院内で様々な部門、医師や看護師などへの説明やスケジュールの調整、具体的な作業の依頼が必要になります。治験がスムーズに行なわれるためには、治験コーディネーターの役割が不可欠と言えます。また、治験に参加する患者がとまどったり、服薬の方法を誤ったりすることのないよう、わかりやすい説明や間違えないようにする工夫が必要となります。具体的には、次のような業務になります。

・治験の実施計画書を読み、製薬会社が行なう医師、看護師、臨床検査技師、薬剤師、病院の治験事務局への説明会に参加
・製薬会社から医薬品や検査キットを受け取り、被験者が来院するときの準備をし、治験の実施計画書に基づき、被験者の募集とスクリーニングを行なう
・被験者に渡す治験の説明や同意書を作成し、医師が被験者に説明する際、同席する
・医師と患者が決める診察の日時、投薬や検査の日時などの予定表を作成する
・医師の診察に同席し、服薬状況、有害事象などを記録する
・医師の確認も得ながら、製薬会社に報告する症例報告書を作成する
・有害事象が生じた場合、経緯や関係すると考えられる情報から報告書を作成し、製薬会社と病院に提出する
・治験が終了したら、治験終了の報告書を作成し、製薬会社と病院に提出する

## ●治験コーディネーターになるには

入職に当たって、特に学歴や資格は必要とされませんが、医学、薬学等の知識があると仕事に役立ちます。民間会社のＳＭＯ(Site Management Organization：治験施設支援機関)や医療機関（病院等）に就職することになります。

ＳＭＯは治験を依頼する製薬会社と医療機関の間に入り、各種支援を行なう会社で、新卒の採用も行なっています。ＳＭＯに所属し、複数の医療機関での治験を担当する場合もあります。

医療機関は新卒で治験コーディネーターを採用することは少なく、看護師、薬剤師、臨床検査技師などが治験コーディネーターを兼務するケースが多く見られます。大きな医療機関の場合は、治験事務局に医療従事者や治験コーディネーターの経験者が、治験コーディネーターとして直接雇用される場合もあります。

関連資格として日本臨床薬理学会と関連協会の認定試験があります。治験コーディネーターとして働きながら、2～3年で関連資格の取得を目指すのが一般的です。治験コーディネーターに求められるのは、医学、薬学の基礎知識、薬事関連法規への理解、統計処理や文書作成等を行なう事務処理能力です。中でも、医師をはじめとする医療スタッフや被験者等関係者間を調整する能力、コミュニケーション能力等が重要になります。

# 7 調剤報酬関連講習の講師になるという道も！

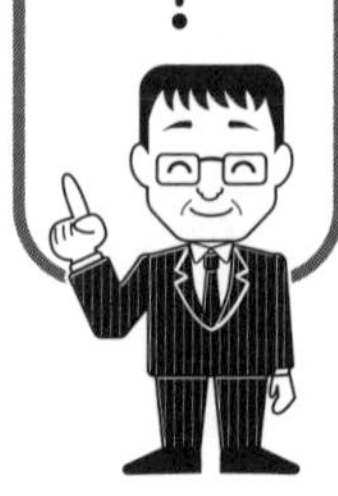

パート４では、調剤報酬請求事務の知識や経験を生かし、調剤薬局に雇用される以外の活躍の方法について解説してきましたが、最後は講師の仕事について紹介しましょう。

講師業に従事するには、調剤薬局での勤務経験も必要ですが、調剤薬局等で雇用されて勤務するよりも良い単価で勤務することも多いと思います。まず調剤報酬について指導している教育機関ですが、次のような機関があります。

- 大学の課外講座
- 短期大学でのビジネスや経営的なコースの本課講義
- 医療事務系専門学校の講義
- 短期有料講座を実施している民間の教育機関
- 求職者訓練などを受託している民間の教育機関

## ・公的な団体が民間に委託している調剤報酬講座

概ね以上のような形で講義が行なわれています。コロナ禍においては、ライブ講義ではなくＺｏｏｍやスカイプを利用した、オンラインで講義を実施している団体も多くありましたが、コロナ規制も緩和されたことからライブ講義に戻す教育機関が増加しています。

このような講義以外では、通信教育などで学習する方法もあります。

様々な企業が調剤報酬関連講座を実施していますが、大学の場合だと20〜30時間、短期大学の本課講義や専門学校だと90分×15週、短期有料講座の場合で概ね20時間程度が標準的な学習時間（講義時間）になっています。

このような教育機関と比較し講義時間数が多いのが、求職者訓練などを受託している民間の教育機関や公的な団体が、民間に委託している調剤報酬講座になります。求職者訓練では３００時間程度の教育を受けることになりますが、調剤だけではなく診療報酬や関連法規、マナー、レセコン等の医療に関連する内容に加えて、パソコンや就職活動など幅広く学べるのが特徴です。

調剤報酬に関連するものとしては80時間程度で設定されていることが多いです。公的な団体が民間に委託している調剤報酬講座では、40時間程度で講座が設定されていることが多く見受けられます。

このような講義は、全て調剤薬局等で事務を経験した方が講師として講義を担当しています。雇用形態は非常勤採用が多くなりますが、子育てや家庭との両立を考えて効率よく収入を得るには良い条件だと言えます。

単価（＝1コマ60分または90分の単価）は各教育機関によって異なりますが、1、500円~5、000円くらいが相場のようです。大学などの高等教育機関ではやや高い設定も見受けられますが、高等教育機関の採用資格はややハードルが高い側面もあります。

講師業は筆者も長年行なってきましたが、とてもやり甲斐があり、講座修了時には達成感の得られる仕事だと思います。調剤薬局で経験を積んだ暁には、人材育成にその経験を生かしていただきたいと思います。

## 求職者訓練カリキュラム例（一般社団法人日本医療報酬調査会 作成）

| 訓練名 | 調剤事務・登録販売者科 | | |
|---|---|---|---|
| 訓練概要 | 登録販売者試験合格及び調剤報酬請求事務の知識習得を目指し、医薬品に対する知識習得をするために、学科・実技を配分。更にＯＡ知識としてパソコン演習をおこなう。 | | |
| 訓練内容 | 学科 | 医薬品基礎A | 12 |
| | | 医薬品基礎B | 6 |
| | | 医薬品基礎C | 72 |
| | | 医学基礎 | 30 |
| | | 医療法規 | 12 |
| | | 調剤報酬 | 12 |
| | | 薬局接遇 | 12 |
| | | ITリテラシー | 12 |
| | | 安全衛生 | |
| | | 労働とは | |
| 学科訓練　合計 | | | **168** |
| 訓練内容 | 実技 | 登録販売者試験対策 | 36 |
| | | 調剤報酬請求事務演習 | 48 |
| | | パソコン演習 | 36 |
| 実技訓練　合計 | | | **120** |
| 訓練内容 | 就職活動 | 就職活動関連講義 | 36 |
| 就職関連訓練　合計 | | | **36** |
| 訓練総時間数 | | | 324 |

パート5

# 調剤事務の実務

## 《超入門編》

処方箋が発行
される仕組みや
調剤報酬請求
の仕組みも
理解しておこう！

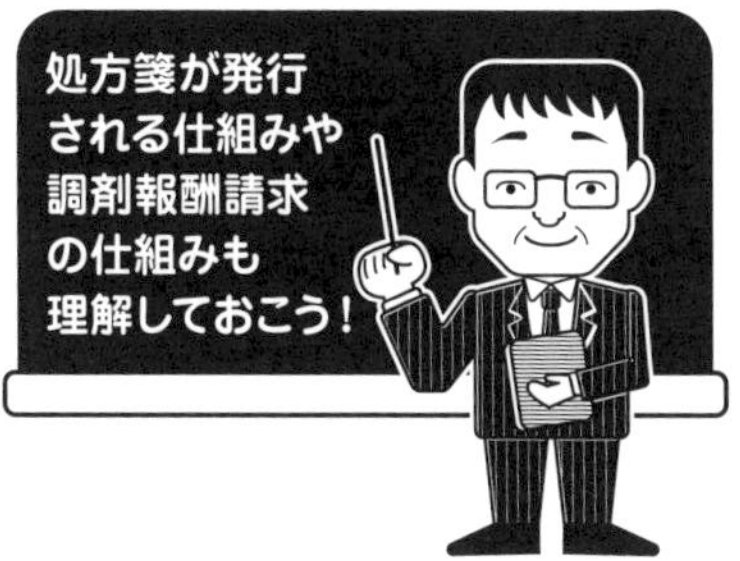

# 1 処方箋とは？リフィル処方箋とは？

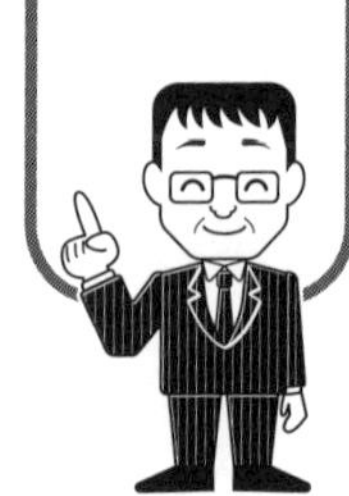

処方箋とは、医師が診断に基づき治療に有効な薬剤を、患者に処方するために発行する文書になります。

処方箋を発行できるのは、医師及び歯科医師になりますが、法律でも定められています。医師法第22条では処方箋の交付義務が定められています。さらに医師法施行規則第21条では処方箋の記載事項が定められ、保険医療機関及び保険医療養担当規則第2条の5では特定保険薬局への誘導の禁止が明記されています。

処方箋の様式は定められており、全ての医療機関は同様の書式に必要事項を記載し、交付します。

療養担当規則に定められている特定の保険薬局への誘導の禁止については、交付された処方箋は、患者の意思によりどこの調剤薬局に持って行っても調剤を受けることができるということになり、処方箋を発行し医療機関が調剤を受ける薬局を指定や誘導をしてはならないとされています。

これは医薬分業的にも問題がありますが、療養担当規則の別条でも記載されていますが、保険医療機関または保険医に対し、患者に対して特定の保険薬局において調剤を受けるべき旨の指示等を行うことの対償として、金品その他の財産上の利益を供与することを禁止していることにもつながります。

ちなみに医療機関の開設者等は、調剤薬局を開設することができないことになっています。このように処方箋は様々な法律によって規定されており、調剤薬局で勤務する薬剤師や事務職員は十分に理解しておく必要があります。**処方箋の様式**は次頁のようになります。

様式の中身についてポイントを見ていきましょう！

上部ですが、まずは**患者さんの保険に関する情報**が記載されます。

主保険と呼ばれるような保険に関しては、右側の**保険者番号**と**記号・番号**を記載します。左欄には、例えば生活保護法の医療扶助などを受けている場合に交付される番号を記載します。

次に患者さんの**氏名等**を記載する欄があり、右側には処方箋を発行した**医療機関や医師名等**が記載されます。

様式第二号（第二十三条関係）

# 処　方　箋

（この処方箋は、どの保険薬局でも有効です。）

| 公費負担者番号 | | 保険者番号 | |
|---|---|---|---|
| 公費負担医療の受給者番号 | | 被保険者証・被保険者手帳の記号・番号 | ・　（枝番） |

| 患者 | 氏名 | | 保険医療機関の所在地及び名称 |
|---|---|---|---|
| | 生年月日 | 明大昭平令　年　月　日　男・女 | 電話番号 |
| | | | 保険医氏名　㊞ |
| | 区分 | 被保険者　被扶養者 | 都道府県番号　点数表番号　医療機関コード |

| 交付年月日 | 令和　年　月　日 | 処方箋の使用期間 | 令和　年　月　日（特に記載のある場合を除き、交付の日を含めて４日以内に保険薬局に提出すること。） |
|---|---|---|---|

| 処方 | 変更不可 | （個々の処方薬について、後発医薬品（ジェネリック医薬品）への変更に差し支えがあると判断した場合には、「変更不可」欄に「レ」又は「×」を記載し、「保険医署名」欄に署名又は記名・押印すること。）<br>リフィル可 □　（　回） |
|---|---|---|
| 備考 | 保険医署名 | （「変更不可」欄に「レ」又は「×」を記載した場合は、署名又は記名・押印すること。） |
| | | 保険薬局が調剤時に残薬を確認した場合の対応(特に指示がある場合は「レ」又は「×」を記載すること。)<br>□保険医療機関へ疑義照会した上で調剤　□保険医療機関へ情報提供 |

調剤実施回数（調剤回数に応じて、□に「レ」又は「×」を記載するとともに、調剤日及び次回調剤予定日を記載すること。）
□１回目調剤日（　年　月　日）　□２回目調剤日（　年　月　日）　□３回目調剤日（　年　月　日）
次回調剤予定日（　年　月　日）　次回調剤予定日（　年　月　日）

| 調剤済年月日 | 令和　年　月　日 | 公費負担者番号 | |
|---|---|---|---|
| 保険薬局の所在地及び名称 保険薬剤師氏名 | ㊞ | 公費負担医療の受給者番号 | |

備考　１．「処方」欄には、薬名、分量、用法及び用量を記載すること。
２．この用紙は、A列５番を標準とすること。
３．療養の給付及び公費負担医療に関する費用の請求に関する省令（昭和51年厚生省令第36号）第１条の公費負担医療については、「保険医療機関」とあるのは「公費負担医療の担当医療機関」と、「保険医氏名」とあるのは「公費負担医療の担当医氏名」と読み替えるものとすること。

その下に処方箋の**使用期間**を記載する欄がありますが、**通常は交付の日を含めて4日と**なっています。旅行等の特別な事情がある場合は、この欄に使用期間を記載しますが、通常通り4日以内の場合は記載せず空欄になります。仮に4日以内に処方箋を調剤薬局に持参せず使用期間が切れてしまった場合は再度医師の診察を受け、処方箋を新たに交付してもらう必要があり、この費用は保険の適用を受けることができません。

処方の欄には、**実際に服用する医薬品の内容や服用方法**が記載されますが、後発医薬品などへの変更が不可の場合はチェックを入れることになります。

その他の欄は概ね見ていただければ、記載される内容が思い浮かぶのではないかと思いますが、最後に**リフィル処方箋**について触れておきましょう。

## ●リフィル処方箋とは?

2022年4月から始まったリフィル処方箋ですが、**リフィルとは再び調剤するという意味で処方箋を繰り返し使用することになります**。

**リフィル処方箋は、症状が安定しており、医師の処方により薬剤師による服薬管理の下、一定期間内に反復して利用することができる処方箋を言います**。

リフィル処方箋として使用する場合は、リフィル可の欄にチェックを入れる必要があります。リフィル処方箋の使用回数は最大で3回になっています。

**ただし、投与日数に上限が設けられているような、向精神薬などにはリフィル処方箋にて処方することはできません。**

なお、リフィル処方箋の有効期間については、初回は通常の場合と同じく、処方箋交付の日を含めて4日以内、2回目以降は原則として、調剤予定日の前後7日以内が有効期間となります。

以上がリフィル処方箋の概要になりますが、メリットとしては**通院負担の軽減**があります。さらに通院負担が軽減されることにより、**外来の待ち時間等にも一定の効果が見込め、さらに医師の負担軽減にもつながる**ことが予想されます。

# 2 処方箋が発行される仕組み

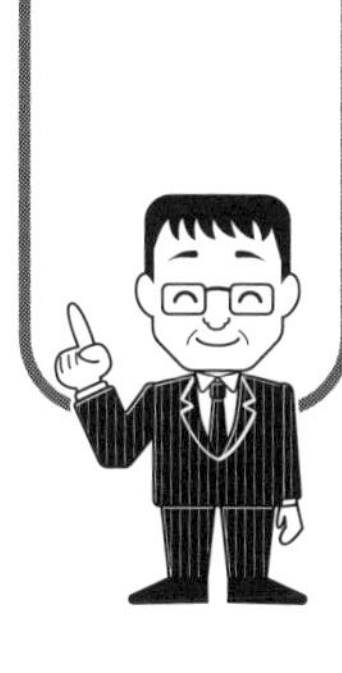

医師が問診や検査、レントゲン等を実施し傷病名が確定します。医師はその傷病名の治療に必要な医療行為を行ないますが、その治療の一つが投薬になります。

投薬を行なう方法としては2つの方法があります。

一つは**院内処方**ですが、これは診療を担当した医師が勤務する、医療機関内の薬剤部が医師の指示に基づき調剤を行ないます。

これに対してもう一つは**院外処方**になります。院外処方は診療を担当した医師が処方箋を交付し、患者が医療機関外にある保険調剤薬局に処方箋を提出し、調剤を受けることになります。このように、外来で処方箋を受け取った患者のうち、**院外の薬局で調剤を受けた割合を「処方箋受取率」と言います。**

外来診療における処方の流れ

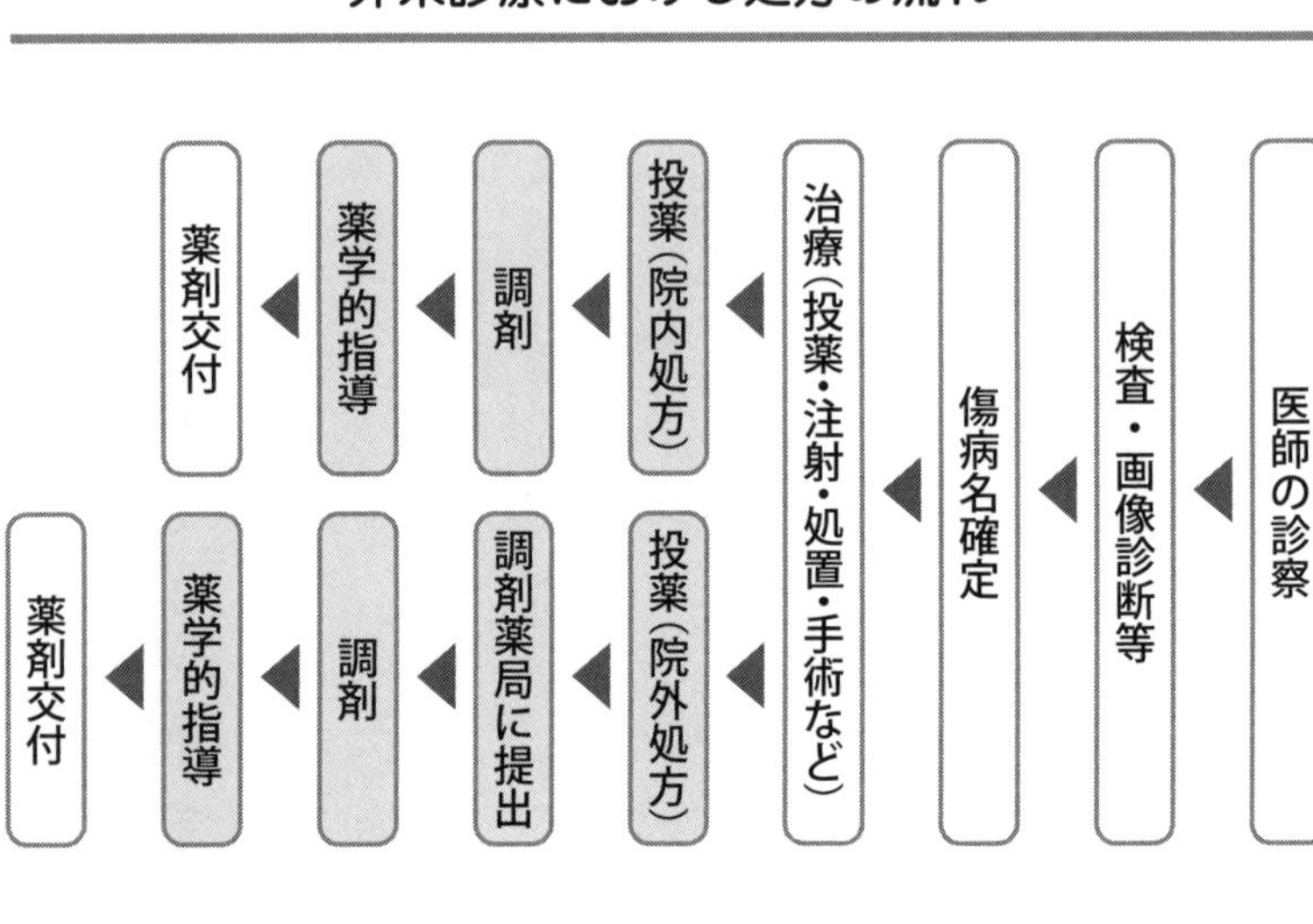


以上が一般的な外来診療における処方の流れになります（上の図参照）。ちなみに入院医療については、入院している医療機関の薬剤部が医師の指示に基づき調剤し、薬剤管理指導等も実施します。

外来診療、入院医療以外には在宅医療がありますが、在宅医療の場合は次頁の上部の図のような流れになります。

介護関係の施設に入所している方に対しての診療は、医療機関の医師や医療従事者が施設を訪問して行ないますが、この際に処方があれば施設からＦＡＸで処方箋が送られるか、調剤薬局職員が訪問した際に処方箋を受け取り、調剤した薬剤を施設に配薬する流れになります。

### 在宅医療のしくみ図

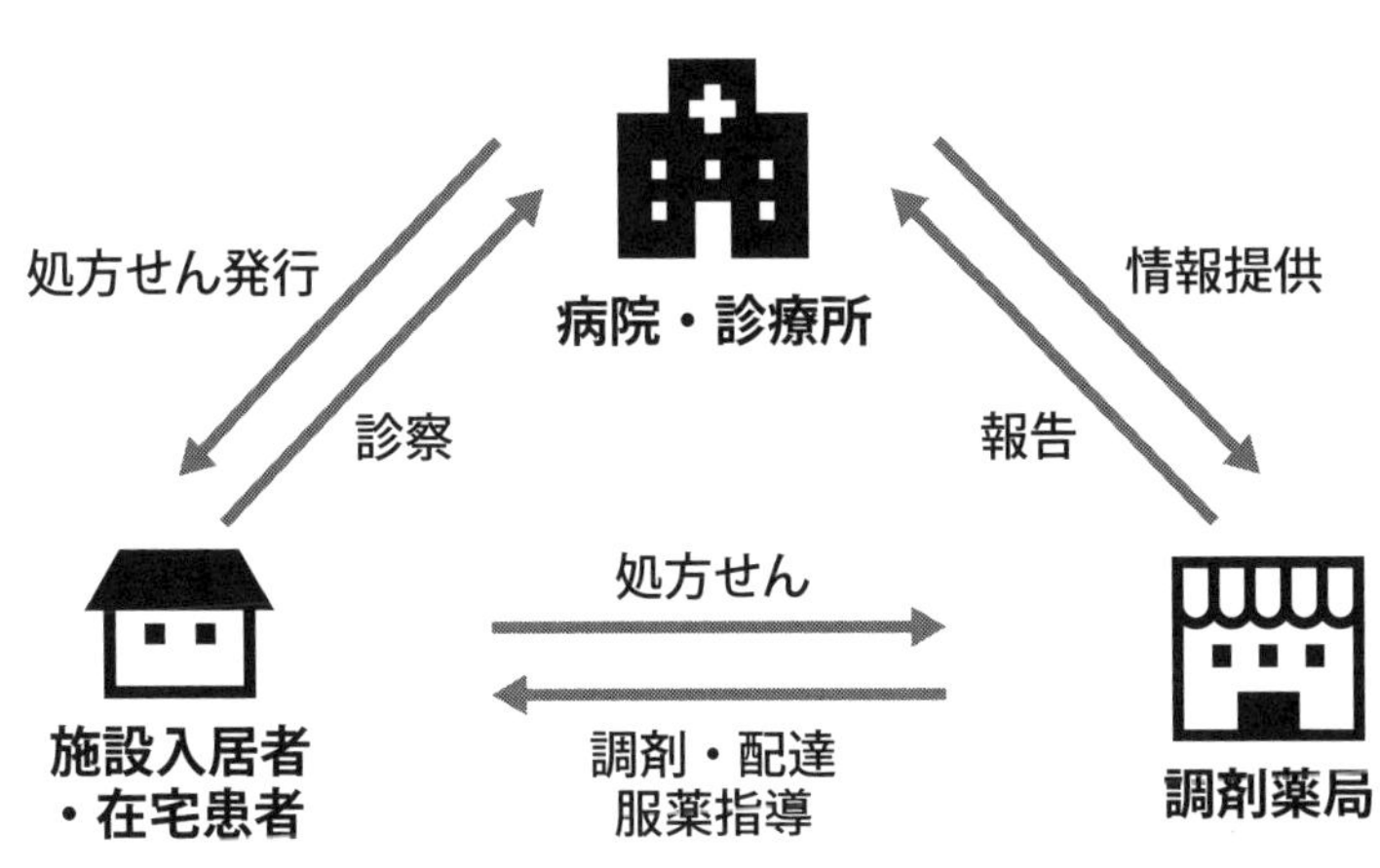


このような処方箋ですが、処方箋の受け取り率は年々増加しています。以前はクリニックでも院内で調剤を行なっている医療機関が多くありました。次頁の図は処方箋受け取り率の年次推移です。

このように近年ではかなりの水準で処方箋が交付されています。すなわち**調剤薬局の役割も大きくなっている**と言えます。外来診療で交付された処方箋だけではなく、昨今は介護系施設入所者の処方箋を受け取る調剤薬局も増加しています。調剤事務員としても現在の医療体制を十分に理解し、日常業務に当たりましょう。

## 処方箋受取率の年次推移

○令和２年度の処方箋発行枚数は約7.3億枚で、処方箋受取率は75.7%。

○令和２年度の処方箋発行枚数は、令和元年度（処方箋発行枚数約8.2億枚）と比較して、新型コロナウイルス感染拡大の影響により減少したと考えられる。（▲約 11%）

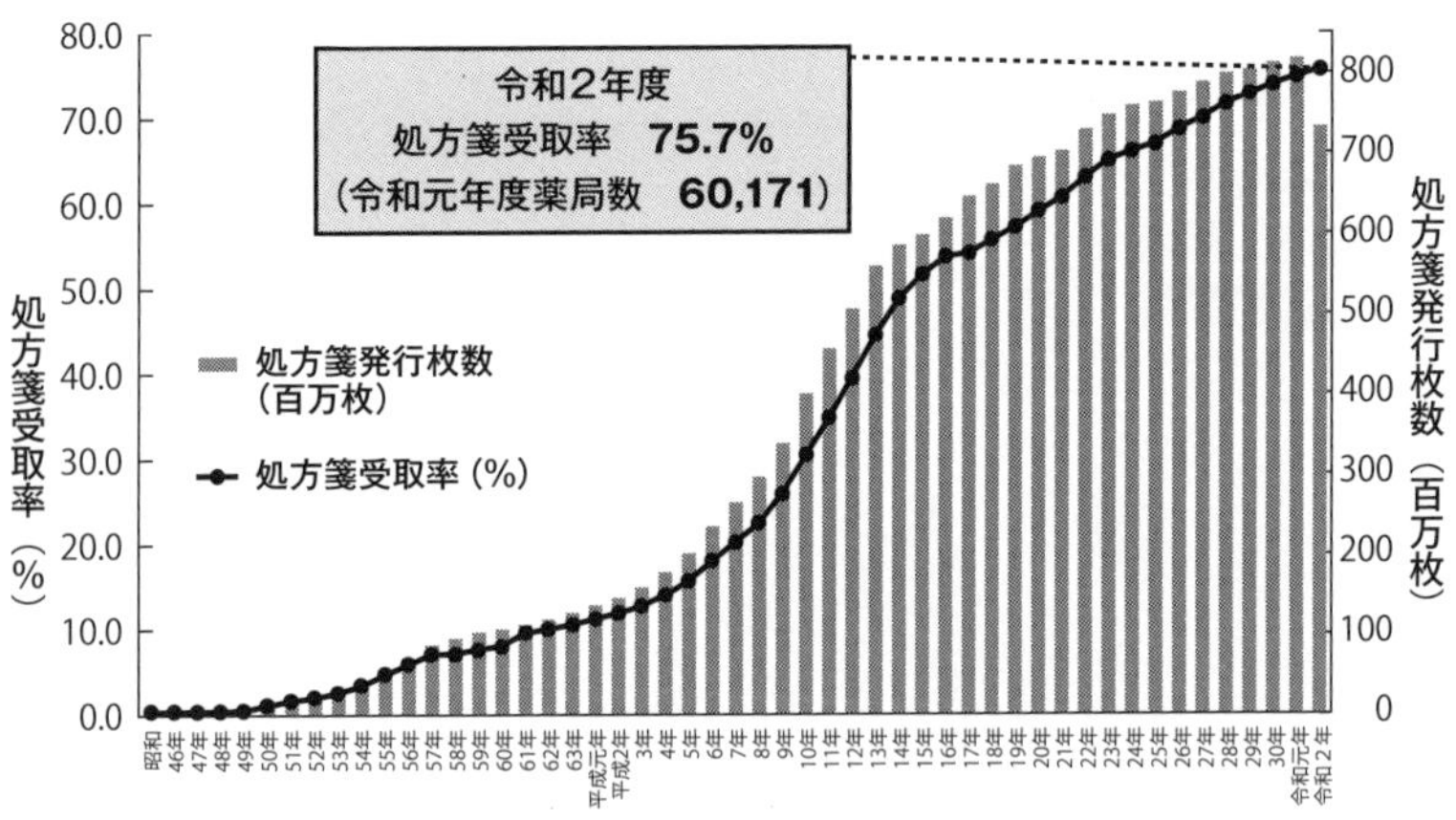


**※処方箋受取率（%）＝**

**処方箋枚数（薬局での受付回数）**

**医科診療（入院外）日数×医科投薬率＋歯科診療日数×歯科投薬率×100**

（出典）保険調剤の動向（日本薬剤師会）

# 3 調剤報酬請求の進め方【患者負担（一部負担金）とレセプト請求】

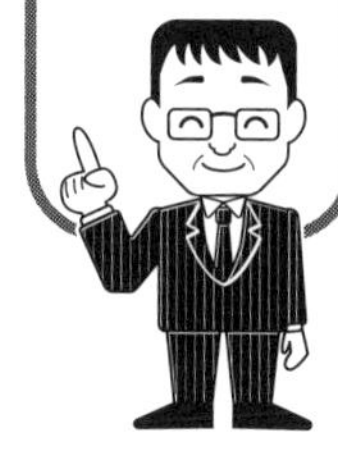

## ●請求業務

請求業務についてはすでに解説しましたが、もう少し詳しく見ていきましょう。

請求業務は、日常業務として行なう患者負担の計算（一部負担金の計算）と月次業務として、毎月1日から10日の間に行なうレセプト請求があります。

一部負担金では外来に通院している患者さんに対しては、処方箋を受け付けた際に窓口にてお支払いいただきます。

在宅医療、特に施設等に入所している患者さんの一部負担金の請求は、月末に締めて翌月中旬くらいに請求書を発行し、請求書発行月の末日に指定口座にお振り込みをいただくか、患者さんの口座から引き落としをしてお支払いいただくことになります。

このような請求書の発行業務や引き落とし手続きは、調剤事務員の業務になります。患者さんに対しての請求は慎重に行なわなければなりません。請求した金額に過不足があると、翌月以降の請求で相殺する手続きをしないといけなくなり、業務も増えてしまいます。
それ以上に、患者さんからの信頼にも影響します。このようなミスが続くと、施設側からのクレームになることも考えられ、その施設に対しての調剤業務が担当できなくなり、調剤薬局の運営にも大きく影響します。

調剤薬局においての「お金」については、調剤事務員の極めて重要な業務だということを理解して業務に当たりましょう。次にレセプト業務ですが、前月の調剤行為に対しての請求を翌月1日から10日に行なうことになります。

例えば、次のようになります。

**・3月1日〜3月31日　までに受け付けた処方箋**

**↓**

**・4月10日　までに請求（請求先は国保連合会、社会保険支払基金）で受取りは5日〜10日**

**↓**

**・5月中旬〜下旬　審査後に確定した調剤報酬が調剤薬局に入金される**

以上が大まかな請求の流れになります。
レセプトで用いる請求書と明細書は次のようになります。

# 調剤報酬請求書

様式第四

令和　　年　月分　調剤報酬請求書

別　記　殿

薬局コード

保険薬局の
所在地及び名称
開設者氏名

下記のとおり請求します。　令和　年　月　日

| 区分 | | | 件数 | 処方箋受付回数 | 点数 | 一部負担金 |
|---|---|---|---|---|---|---|
| 医療保険 | 医保（70以上一般・低所得）と公費の併用 | | | | | |
| | 医保単独（七〇以上一般・低所得） | 01（協会） | | | | |
| | | 02（船）職務上 | | | | |
| | | 02（船）職務外 | | | | |
| | | 03（日） | | | | |
| | | 04（日特） | | | | |
| | | 31～34（共）下船3月 | | | | |
| | | 31～34（共）一般 | | | | |
| | | 06（組） | | | | |
| | | 63・72～75（退） | | | | |
| | | 小計 | | | | |
| | 医保（70以上7割）と公費の併用 | | | | | |
| | 医保単独（七〇以上七割） | 01（協会） | | | | |
| | | 02（船）職務上 | | | | |
| | | 02（船）職務外 | | | | |
| | | 31～34（共）下船3月 | | | | |
| | | 31～34（共）一般 | | | | |
| | | 06（組） | | | | |
| | | 63・72～75（退） | | | | |
| | | 小計 | | | | |
| | 医保本人と公費の併用 | | | | | |
| | 医保単独（本人） | 01（協会） | | | | |
| | | 02（船）職務上 | | | | |
| | | 02（船）職務外 | | | | |
| | | 03（日） | | | | |
| | | 04（日特） | | | | |
| | | 31～34（共）下船3月 | | | | |
| | | 31～34（共）一般 | | | | |
| | | 06（組） | | | | |
| | | 07（自） | | | | |
| | | 63・72～75（退） | | | | |
| | | 小計 | | | | |
| | 医保家族と公費の併用 | | | | | |
| | 医保単独（家族） | 01（協会） | | | | |
| | | 02（船） | | | | |
| | | 03（日） | | | | |
| | | 04（日特） | | | | |
| | | 31～34（共） | | | | |
| | | 06（組） | | | | |
| | | 63・72～75（退） | | | | |
| | | 小計 | | | | |
| | 医保（6歳）と公費の併用 | | | | | |
| | 医保単独（六歳） | 01（協会） | | | | |
| | | 02（船） | | | | |
| | | 03（日） | | | | |
| | | 04（日特） | | | | |
| | | 31～34（共） | | | | |
| | | 06（組） | | | | |
| | | 63・72～75（退） | | | | |
| | | 小計 | | | | |
| | ①　合計 | | | | | |

備考　この用紙は、日本工業規格A列4番とすること。

# 調剤報酬明細書

様式第五

○調剤報酬明細書　令和　年　月分

都道府県番号　薬局コード

| 4 調剤 | 1 社・国 | 3 後期 | 1 単独 | 2 本外 | 8 高外一 |
|---|---|---|---|---|---|
| | 2 公費 | 4 退職 | 2 2併 | 4 六外 | |
| | | | 3 3併 | 6 家外 | 0 高外7 |

| 公費負担者番号① | | 公費負担医療の受給者番号① | |
|---|---|---|---|
| 公費負担者番号② | | 公費負担医療の受給者番号② | |

| 保険者番号 | | 給付割合 | 10　9　8　7（　） |
|---|---|---|---|
| 被保険者証・被保険者手帳等の記号・番号 | | | |

| 氏名 | 1男　2女　1明　2大　3昭　4平　・　・　生 | 特記事項 |
|---|---|---|
| 職務上の事由 | 1　職務上　2　下船後3月以内　3　通勤災害 | |

保険薬局の所在地及び名称

| 保険医療機関の所在地及び名称 | | 保険医氏名 | 1.　2.　3.　4.　5.　6.　7.　8.　9.　10. | 受付回数 | 保険　回 |
|---|---|---|---|---|---|
| 都道府県番号 | 点数表番号　医療機関コード | | | | 公費①　回 |
| | | | | | 公費②　回 |

| 医師番号 | 処方月日 | 調剤月日 | 処方 医薬品名・規格・用量・剤形・用法 | 単位薬剤料 | 調剤数量 | 調剤報酬点数 薬剤調製料 薬剤管理料 | 薬剤料 | 加算料 | 公費分点数 |
|---|---|---|---|---|---|---|---|---|---|
| | ・ | ・ | | 点 | | 点 | 点 | 点 | 点 |
| | ・ | ・ | | | | | | | |
| | ・ | ・ | | | | | | | |
| | ・ | ・ | | | | | | | |
| | ・ | ・ | | | | | | | |
| | ・ | ・ | | | | | | | |
| | ・ | ・ | | | | | | | |
| | ・ | ・ | | | | | | | |
| | ・ | ・ | | | | | | | |
| | ・ | ・ | | | | | | | |
| | ・ | ・ | | | | | | | |
| | ・ | ・ | | | | | | | |
| | ・ | ・ | | | | | | | |
| | ・ | ・ | | | | | | | |
| | ・ | ・ | | | | | | | |
| | ・ | ・ | | | | | | | |
| | ・ | ・ | | | | | | | |
| | ・ | ・ | | | | | | | |
| | ・ | ・ | | | | | | | |
| | ・ | ・ | | | | | | | |
| | ・ | ・ | | | | | | | |
| | ・ | ・ | | | | | | | |
| | ・ | ・ | | | | | | | |
| | ・ | ・ | | | | | | | |
| | ・ | ・ | | | | | | | |

| 摘要 | | ※高額療養費　円 |
|---|---|---|
| | | ※公費負担点数　円 |
| | | ※公費負担点数　円 |

| | 請求　点 | ※決定　点 | 一部負担金額　円 | 調剤基本料　点 | 時間外等加算　点 | 薬学管理料　点 |
|---|---|---|---|---|---|---|
| 保険 | | | 減額　割(円)免除・支払猶予 | | | |
| 公費① | 点 | ※　点 | 円 | 点 | 点 | 点 |
| 公費② | 点 | ※　点 | 円 | 点 | 点 | 点 |

備考　1.この用紙は、日本工業規格A列4番とすること。
2.※印の欄は、記入しないこと。

調剤報酬の記載方法については**記載要領**において詳しく定められています。本書では内容は省略しますが、調剤事務員として勤務する場合は、よく理解しておくことが必要です。

## ●審査

次に審査について解説しておきましょう。

国保連合会や社会保険診療報酬支払基金で、調剤薬局から提出された調剤報酬明細書の審査を行なっています。この審査は、次のような点について行なわれます。

・記載されている保険証等に誤りはないか

↓（記載されている保険証の番号と氏名が一致していない場合は、返戻として調剤報酬明細書が差し戻されます）

・請求されている調剤報酬に誤りがないか

↓（ここで不具合があった場合は、減点として請求した金額から入金額が減額されます）

返戻や減点は調剤薬局の経営にとっては大きな影響があります。請求の専門家である調剤事務員は誤りのない請求を行なうことが必要です。

残念ながら返戻や減点を受けてしまった場合の処理方法については後ほど解説します。

# 4 各都道府県の助成制度

パート3でも少し触れましたが、会社等に勤務している人を対象としている社会保険と、自営業の方やお仕事をされていない方などが加入している国民健康保険、高齢者を対象にしている後期高齢者保険制度以外にも、窓口に提出される保険的なものがあります。これは地域や個人の属性により提出される制度が異なりますが、かなり多くの制度が定められています。

代表的なものとしては乳幼児に対する助成制度、母子を対象にした制度等が挙げられます。

以下は東京都の例ですので参考にしてください。なお、調剤事務員として勤務する上では、必ず近隣の市区町村の制度を確認しておきましょう。

参考資料

◎乳幼児医療費助成制度（マル乳）「法別番号88」

・対象者

都内各区市町村内に住所を有する6歳に達する日以後の最初の3月31日までの乳幼児（義務教育就学前までの乳幼児）を養育している方。

・助成範囲

国民健康保険や健康保険など各種医療保険の自己負担分を助成します。

※入院時食事療養標準負担額を除く。ただし、区市町村によって助成をしている場合もあります）。

・対象となるもの

医療保険の対象となる医療費、薬剤費等。

・助成方法

保険を扱う医療機関で保険証とマル乳医療証を提示して、受診します。

・手続き方法

区市役所・町村役場に申請し、マル乳医療証の交付を受けます。

以上が6歳未満の乳幼児に対する助成制度になります。この制度は東京都に限らず多くの市区町村で実施されています。

具体的には、交付された医療証を受診する医療機関や調剤薬局に提示することで、一部負担金額が助成され支払いが発生しなくなります。ただし、助成されるのは医療費と薬剤費等になりますので、項目によっては負担が発生するケースもあります。

◎ひとり親家庭等医療費助成制度（マル親）「法別番号81」

・対象者

1　児童を監護しているひとり親家庭等の母又は父

2　両親がいない児童などを養育している養育者

3　ひとり親家庭等の児童又は養育者に養育されている児童で、18歳に達した日の属する年度の末日（障害がある場合は20歳未満）までの方

・助成範囲

国民健康保険や健康保険など各種医療保険の自己負担分から一部負担金（表は省略しています）を差し引いた額を助成します（住民税非課税世帯は、医療保険の自己負担分を助

成します）。

・対象となるもの

医療保険の対象となる医療費、薬剤費等

上記はひとり親家庭等医療費助成制度になります。受診者が負担する一部負担金が一律で全額助成されるものではなく、所得などによって助成額が異なります。助成から外れるものとしては、健康診断や予防接種の費用などは対象にはなっていません。

◎自立支援医療（精神通院医療）（法別番号　21）

・対象者

通院による治療を継続的に必要とする程度の状態の精神障害（てんかんを含む）を有する方。ただし、区市町村民税（所得割）が年23万5千円以上の「世帯」の方は、原則として対象外であり、高額治療継続者（「重度かつ継続」）に該当する場合に限り、経過措置（令和3年3月31日まで）により対象となります。

・対象となる医療

精神障害及び当該精神障害の治療に関連して生じた病態や当該精神障害の症状に起因して生じた病態に対して入院しないで行われる医療が対象となります。

精神通院医療の対象となるか否かは、症例ごとに医学的見地から行われます。一般的に感染症（特に慢性のもの）、新生物、アレルギー（薬物副作用によるものを除く）、筋骨格系の疾患については、精神障害に起因するものとは考え難いと言えます。

---

・公費負担額及び自己負担額

1．医療に要する費用。ただし、各種医療保険等を先に適用します。

2．介護保険法による訪問看護に要する費用（精神通院医療に関する訪問看護に限る）。ただし、介護保険を先に適用します。

・自己負担額

医療費の原則1割の負担があります。

ただし、「世帯」の所得や疾病等に応じて、自己負担上限月額が設定されます。

※医療保険の加入単位（受診者と同じ医療保険に加入する方）をもって、同一の「世帯」として取り扱います（ただし、受診者が18歳未満の場合については、受診者と受給者が同一の医療保険に加入していない場合であっても、受診者と受給者を同一の「世

帯」とみなします)。

上記は自立支援の制度になります。精神科などで勤務する場合や近隣に精神科があり、処方箋を持参される調剤薬局では比較的目にする機会が多くなります。この制度も所得により患者さんの負担金額が異なります。1ヶ月の上限金額が設定されていることもあります。

---

以上、代表的なものについて、東京都のホームページを参考に抜粋して解説しました。上記以外にも、難病等に対する医療、特殊医療、東京都特定不妊治療費(先進医療)助成、B型・C型ウイルス肝炎治療医療(マル都)、大気汚染の影響による健康障害に対する医療(マル都)、予防接種事故に対する医療、小児精神病入院医療(マル都)、原子爆弾の被爆者の子である方への医療(マル都)など多くの制度があります。ご興味があれば東京都のホームページを参照してみてください。

# 5 返戻や増減点通知書の処理

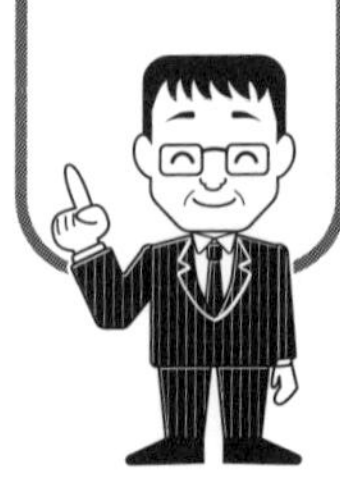

パート3でも解説しましたが、調剤薬局から提出された調剤報酬明細書（レセプト）は、国民健康保険団体連合会や社会保険診療報酬支払基金にて審査され、さらに保険証を発行している保険者でも請求内容等について審査されます。調剤報酬請求の仕組みは次頁の図のようになります。

保険調剤はこのような仕組みで行なわれていますが、審査支払期間や保険者での審査の結果、不具合があった場合は返戻や減点という措置が取られます。

## ●返戻

まず返戻ですが、返戻の多くは保険資格に関することが原因となります。

これは患者さんが提示した保険証の有効期間が切れている場合や、入力ミスなどのケアレスミスが原因になっていることが多く見られます。

## 調剤報酬請求の仕組み

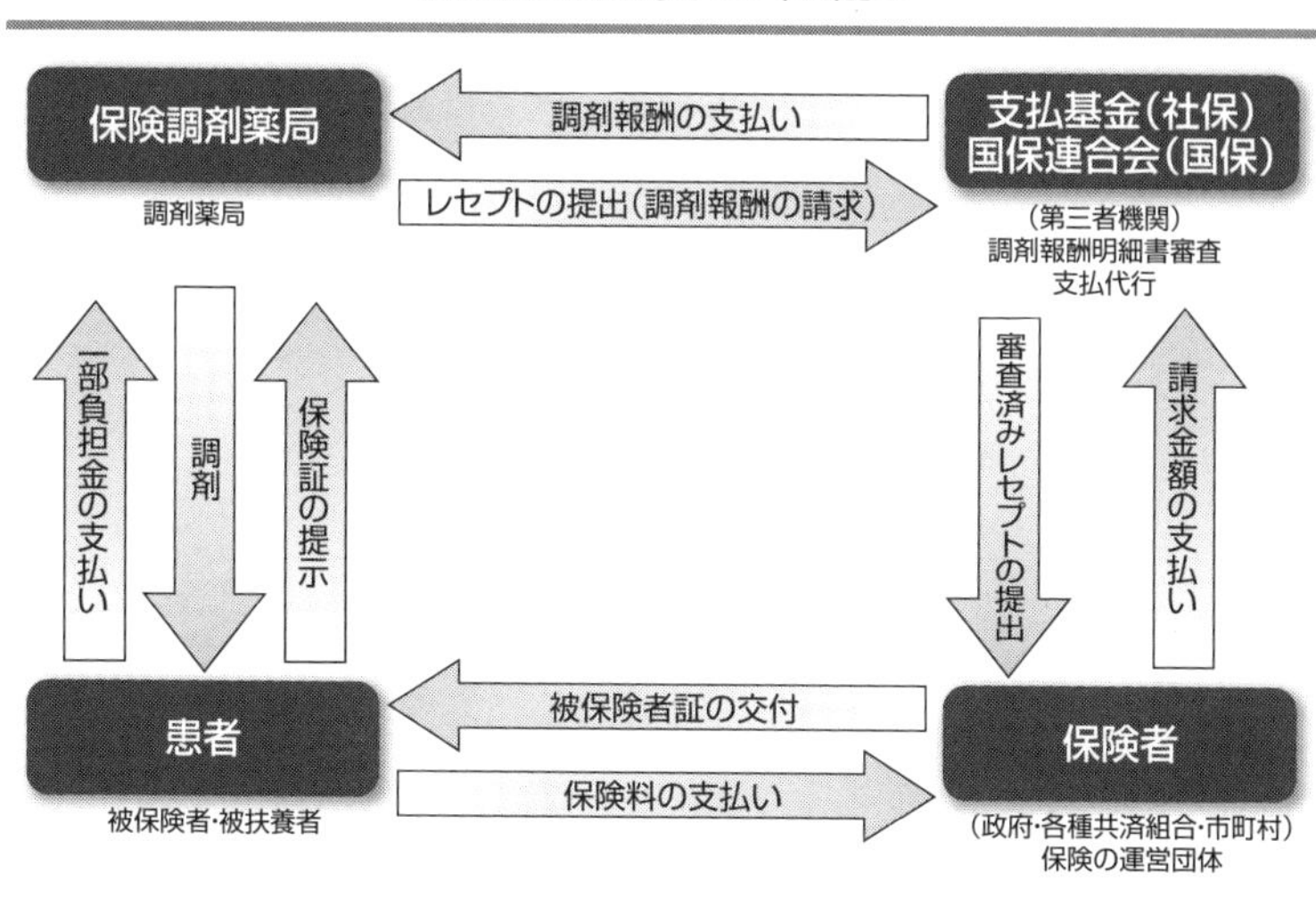


保険資格以外には、固定点数の誤りや請求内容的に辻褄が合わないなど、再度確認を要する場合なども返戻の対象になっています。

保険証の有効期間が切れているケースでは、社会保険の場合、退職しているにもかかわらず退職前の保険証を提示した場合などが該当します。

返戻を受けた調剤報酬明細書は、不備を修正し、翌月の調剤報酬請求に合わせて再度請求することができます。

しかし、請求した調剤報酬明細書が戻されているということは、入金予定の金額が少なくなっていることになりますので、収入的には問題があります。調剤事務員としては可能な限り返戻のないレセプト請求を心がけるべきです。

## ●減点

次に減点ですが、こちらは調剤報酬明細書そのものは戻されず、**増減点通知書**などによって調剤薬局に通知されます。

書類上は増減点通知となっていますが、ほとんどの場合は減点に該当するものが記載されています。減点なので、一方的に請求額の一部を減額し入金されることになります。減点を受ける項目としては調剤報酬全般に至りますが、調剤基本料や薬学管理料などについて査定を受ける事例があります。各加算関係も含めて十分に理解して請求することが望まれます。返戻通知と増減点通知書はそれぞれ２０４頁〜２０７頁のような様式で送られてきます。

このような通知書が届いた場合は中身を精査し、返戻の場合は不備を修正し翌月に請求、減点の場合は、不服がある場合は再審査の手続きをすることになります。

完全な解釈違いや減点理由に不満がない場合は、今後の請求において同じような請求を行なわないように、調剤薬局内で共通した認識を持ち徹底することになりますが、減点内容に不服がある場合は、今後の請求にも影響しますので、できるだけ**再審査等請求書**を提出するようにしましょう。

仮に減点が復活されなかったとしても再審査請求をすることには意義があります。再審査等請求書は２０８頁のような様式になります。


調剤報酬の請求にまつわる事後の処理はこのような内容になります。返戻や減点がないことがベストですが、なかなか返戻減点０は難しいところもあります。できるだけ少なくする努力は必要ですが、返戻や減点を受けた場合はすみやかに内容を確認し、前述したような処理を行ないましょう。

放置すると処理が多くなり、大変になることもありますが、収入が減額されている状況を放置することは調剤事務職員としては避けなければなりません。来局者への対応や日常業務に追われ大変だとは思いますが、すみやかに処理をする習慣を身に付けましょう。

# 返戻内訳書

返戻内訳書は、医療機関等から請求された診療（調剤）報酬明細書（レセプト）について、点検・審査等の結果、内容確認のため、医療機関等へお返しするレセプトの内訳や事由等を表示しています。

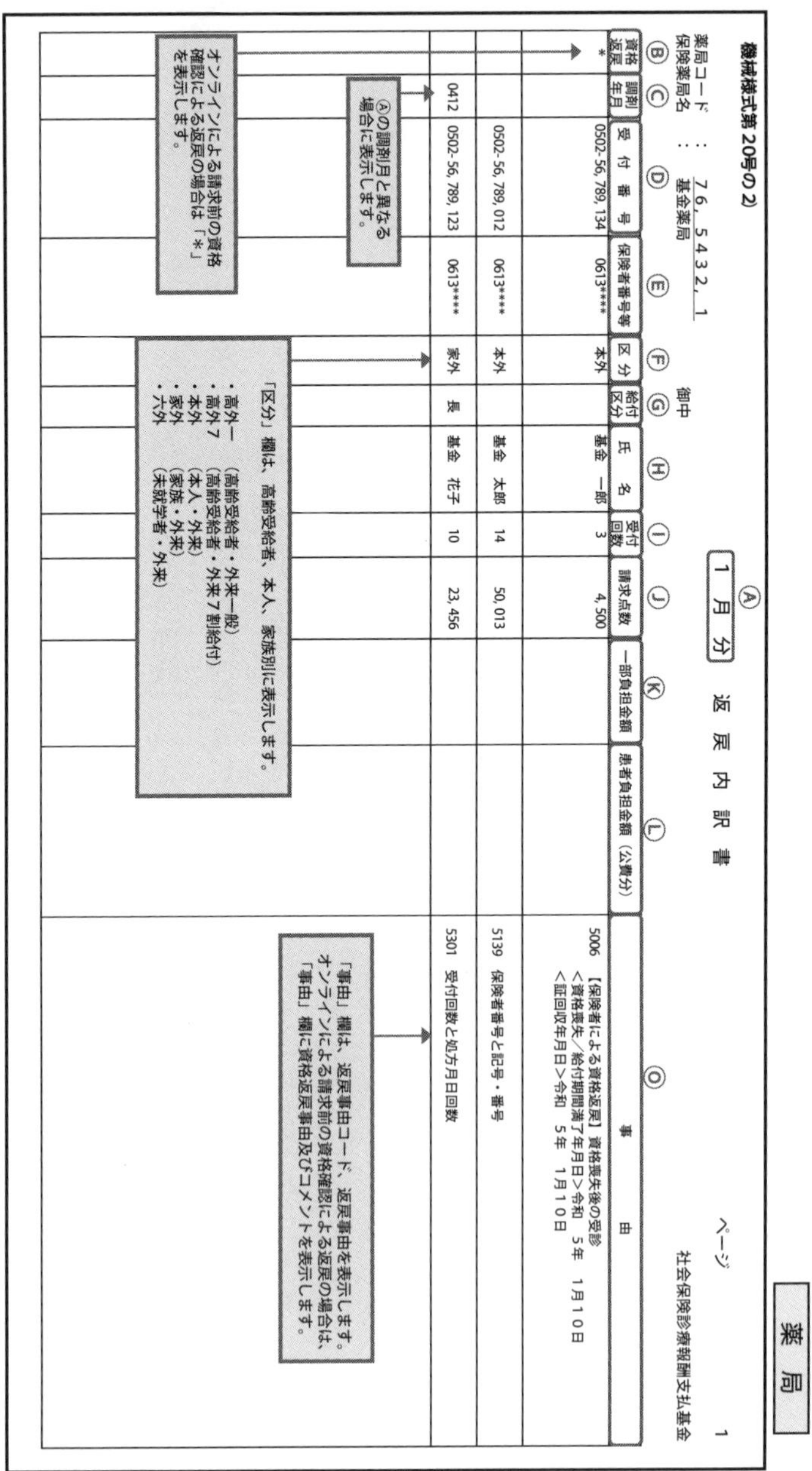

機械様式第20号の2)

Ⓐ 1 月 分　返 戻 内 訳 書　ページ 1

薬局コード　：　７６，５４３２，１
保険薬局名　：　基金薬局　御中　社会保険診療報酬支払基金

| Ⓑ 資格返戻 | Ⓒ 調剤年月 | Ⓓ 受付番号 | Ⓔ 保険者番号等 | Ⓕ 区分 | Ⓖ 給付区分 | Ⓗ 氏名 | Ⓘ 受付回数 | Ⓙ 請求点数 | Ⓚ 一部負担金額 | Ⓛ 患者負担金額（公費分） | Ⓞ 事由 |
|---|---|---|---|---|---|---|---|---|---|---|---|
| * | | 0502-56, 789, 134 | 0613**** | 本外 | | 基金　一郎 | 3 | 4, 500 | | | 5006　【保険者による資格返戻】資格喪失後の受診<br>＜資格喪失／給付期間満了年月日＞令和　5年　1月10日<br>＜証回収年月日＞令和　5年　1月10日 |
| | | 0502-56, 789, 012 | 0613**** | 本外 | | 基金　太郎 | 14 | 50, 013 | | | 5139　保険者番号と記号・番号 |
| | 0412 | 0502-56, 789, 123 | 0613**** | 家外 | 長 | 基金　花子 | 10 | 23, 456 | | | 5301　受付回数と処方月日回数 |



●出典：社会保険診療報酬支払基金、
「増減点連絡書・各種通知書の味方【医療機関等・薬局】」
（令和４年12月）より

■ 表示内容

Ⓐ 「月分」欄
診療（調剤）月分を表示しています。

Ⓑ 資格返戻」欄
オンラインによる請求前の資格確認による返戻の場合、「＊」を表示しています。

Ⓒ 「診療年月」欄　（薬局の場合：「調剤年月」欄）
Ⓐで表示している診療（調剤）月と異なる場合、対象となるレセプトの診療（調剤）年月を表示しています。

Ⓓ 「受付番号」欄
レセプトの受付処理順序番号（受付番号）を表示しています。

Ⓔ 「保険者番号等」欄
保険者番号又は公費負担者番号を表示しています。

Ⓕ 「区分」欄
本入（本人入院）や家外（家族外来）などのレセプト種別による区分を表示しています。

Ⓖ 「給付区分」欄
特記事項等を表示しています。

| 給付区分に表示する項目 | |
|---|---|
| 特記事項 | 公、長、長処（医療機関のみ印字）、長2 |
| 職務上の事由 | 上（職務上）、船（下船後3月以内） |
| 老人減免区分 | 原 |

Ⓗ 「氏名」欄
患者氏名を表示しています。

Ⓘ 「日数」欄（薬局の場合：「受付回数」欄）
診療実日数を表示しています。（薬局の場合は、処方箋の受付回数を表示しています。）

Ⓙ 「請求点数」欄
当該レセプトの請求点数を表示しています。

Ⓚ 「一部負担金額」欄
医療保険による一部負担金の金額を表示しています。金額には「￥」符号を付して印字しています。

Ⓛ 「患者負担金額（公費分）」欄
公費負担医療に係る患者の負担額を表示しています。金額には「￥」符号を付して印字しています。

Ⓜ 「食事・生活基準額」欄
入院時食事療養又は入院時生活療養の額を表示しています。金額には「￥」符号を付して印字しています。

Ⓝ 「食事・生活標準負担額」欄
食事療養標準負担額又は生活療養標準負担額を表示しています。金額には「￥」符号を付して印字しています。

Ⓞ 「事由」欄
当該レセプトを返戻することとなった返戻事由コード及び返戻事由名称を表示しています。

※ 本帳票は、医療機関等から電子レセプトにより請求された場合にお知らせする帳票です。

## 増減点連絡書

増減点連絡書は、医療機関等から請求された診療（調剤）報酬明細書（レセプト）について、点検・審査等の結果、点数等に異動が生じた場合にお知らせする増減点数（金額）や事由等を表示しています。

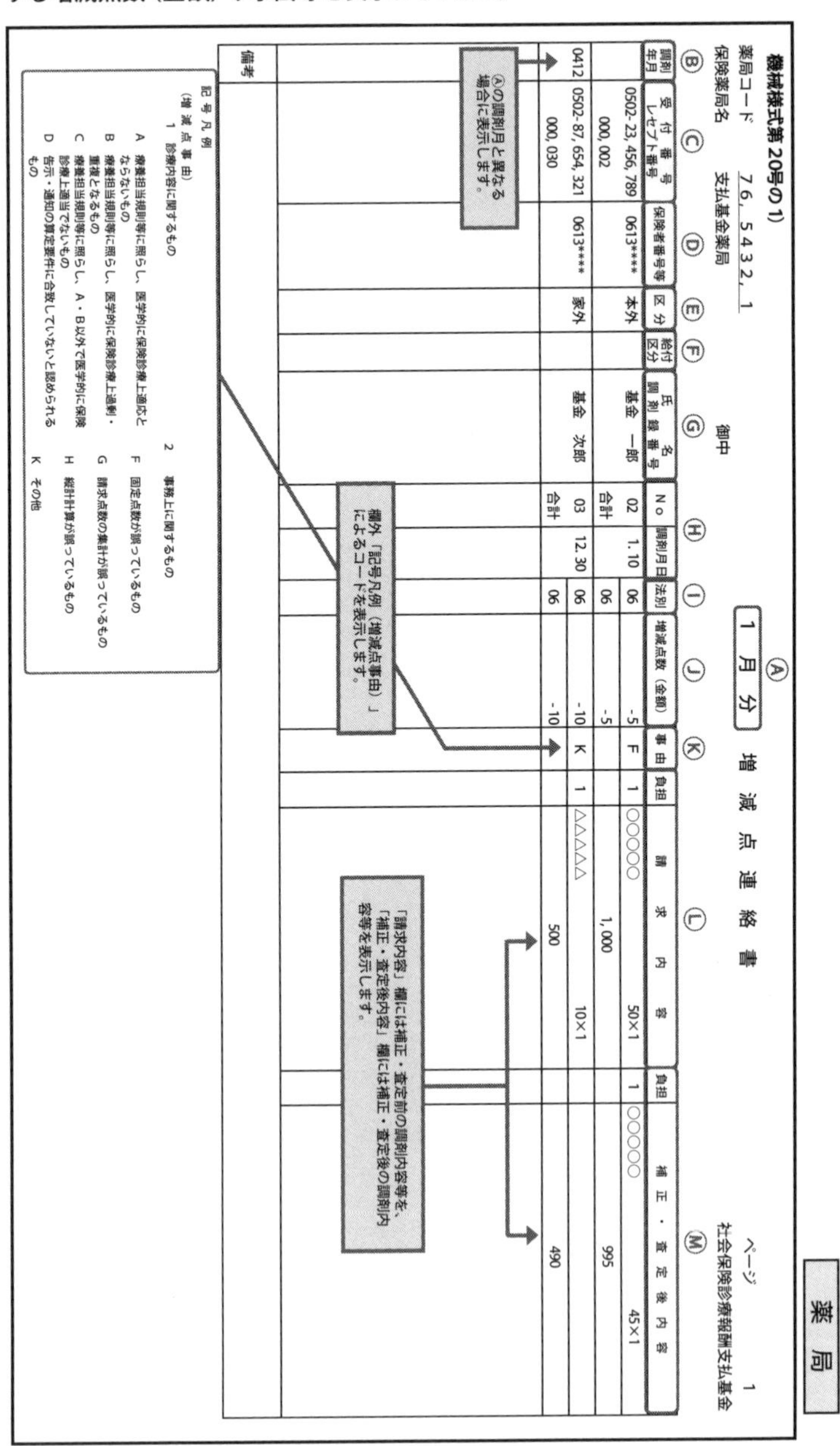

薬局

機械様式第20号の1)

薬局コード　7 6, 5 4 3 2, 1

保険薬局名　支払基金薬局　御中

Ⓐ 1 月 分　増 減 点 連 絡 書

ページ　1

社会保険診療報酬支払基金

| Ⓑ 調剤年月 | Ⓒ 受付番号 レセプト番号 | Ⓓ 保険者番号等 | Ⓔ 区分 | Ⓕ 給付区分 | Ⓖ 氏名 調剤録番号 | No | Ⓗ 調剤月日 | Ⓘ 法別 | Ⓙ 増減点数（金額） | Ⓚ 事由 | 負担 | Ⓛ 請求内容 | 負担 | Ⓜ 補正・査定後内容 |
|---|---|---|---|---|---|---|---|---|---|---|---|---|---|---|
| | 0502-23, 456, 789 | 0613**** | 本外 | | 基金　一郎 | 02 | 1. 10 | 06 | -5 | F | 1 | ○○○○○　50×1 | 1 | ○○○○○　45×1 |
| | 000, 002 | | | | | 合計 | | 06 | -5 | | | 1, 000 | | 995 |
| 0412 | 0502-87, 654, 321 | 0613**** | 家外 | | 基金　次郎 | 03 | 12. 30 | 06 | -10 | K | 1 | △△△△△　10×1 | | |
| | 000, 030 | | | | | 合計 | | 06 | -10 | | | 500 | | 490 |
| 備考 | | | | | | | | | | | | | | |



記号凡例

（増減点事由）

1　診療内容に関するもの

A　療養担当規則等に照らし、医学的に保険診療上適応とならないもの

B　療養担当規則等に照らし、医学的に保険診療上過剰・重複となるもの

C　療養担当規則等に照らし、A・B以外で医学的に保険診療上適当でないもの

D　告示・通知の算定要件に合致していないと認められるもの

2　事務上に関するもの

F　固定点数が誤っているもの

G　請求点数の集計が誤っているもの

H　縦計計算が誤っているもの

K　その他

●出典：社会保険診療報酬支払基金、
「増減点連絡書・各種通知書の味方【医療機関等・薬局】」
（令和4年12月）より

■ 表示内容

Ⓐ 「月分」欄
診療（調剤）月分を表示しています。

Ⓑ 「診療年月」欄（薬局の場合：「調剤年月」欄）
Ⓐで表示している診療（調剤）月と異なる場合、対象となるレセプトの診療（調剤）年月を表示しています。

Ⓒ 「受付番号・レセプト番号」欄
- １行目は、レセプトの受付処理順序番号（受付番号）を表示しています。
- ２行目は、医療機関等が請求したレセプトデータに記録されたレセプト単位の順序番号（レセプト番号）を表示しています。
また、特別審査委員会対象レセプトは、（特別審査委員会）と表示しています。

Ⓓ 「保険者番号等」欄
保険者番号及び公費負担者番号を表示しています。

Ⓔ 「区分」欄
本入（本人入院）や家外（家族外来）などのレセプト種別による区分を表示しています。

Ⓕ 「給付区分」欄
特記事項等を表示しています。

| 給付区分に表示する項目 | |
|---|---|
| 特記事項 | 公、長、長処（医療機関のみ印字）、長２ |
| 職務上の事由 | 上（職務上）、船（下船後3月以内） |
| 老人減免区分 | 原 |

Ⓖ 「氏名・カルテ番号」欄（薬局の場合：「氏名・調剤録番号」欄）
- １行目は、患者氏名を表示しています。
- ２行目は、医療機関等が請求したレセプトデータに記録されたカルテ番号または調剤録番号を表示しています。

Ⓗ 「箇所」欄（薬局の場合：「Ｎｏ」欄及び「調剤月日」欄）
- 箇所欄は、増減点が生じた箇所の診療識別コード等を表示します。
増減点箇所等は、増減点連絡書の欄外「記号凡例（増減点箇所）」をご参照ください。
- №欄及び調剤月日欄は、薬局が請求したレセプトデータに記録された№及び調剤月日を表示しています。

Ⓘ 「法別」欄
増減点数欄に対応した法別番号を増減点数（金額）ごとに表示しています。

Ⓙ 「増減点数（金額）」欄
増点は「＋」符号を、減点は「－」符号を付して表示し、一部負担金等の金額は、増額は「＋￥」符号を、減額は「－￥」符号を
して表示しています。

Ⓚ 「事由」欄
増減点の生じた事由について、事由記号を表示しています。事由内容については、増減点連絡書の欄外「増減点事由」をご参照く
さい。

Ⓛ 「請求内容」欄
医療機関等が請求した診療（調剤）内容を表示しています。また、診療（調剤）内容の負担区分コードを「請求内容」の左側の「
担」欄に表示しています。

Ⓜ 「補正・査定後内容」欄
点検・審査等による補正・査定後の内容を表示しています。また、補正・査定後内容の負担区分コードを「補正・査定後内容」の
側の「負担」欄に表示しています。
なお、縦覧点検の結果による査定等の場合は「縦覧点検」、入外点検の結果による査定等の場合は「入外点検」と表示しています

※ 本帳票は、医療機関等から電子レセプトにより請求された場合にお知らせする帳票です。

# 再審査等請求書

令和　　年　　月　　日

社会保険診療報酬支払基金　　御中

保険医療機関等の
所在地及び名称
開設者氏名
電話番号

下記理由により、診療報酬等明細書を（再審査／取下げ）願います。

| | | | | | | |
|---|---|---|---|---|---|---|
| 1 | 点数表 | 1 医科　3 歯科　4 調剤　6 訪問 | 医療機関等コード | | 旧総合病院診療科 | |
| 2 | 診療年月　　年　月 | 請求（調整）年月　　年　月 | 明細書区分 | 1 単独　2 併用　3 老健 | 1=本人入院　2=本人外来　3=未就学者入院　4=未就学者外来　5=家族入院　6=家族外来　7=高齢者入院一般　8=高齢者外来一般　9=高齢者入院７割　0=高齢者外来７割 | 再審査等対象種別　1 原審査　2 突合再審査　3 再審査 |
| 3 | 再審査等対象種別が「2　突合再審査」のとき、相手方薬局 | 薬局コード | （都道府県　　） | | | |
| | | 薬局の名称 | | | | |
| 4 | 保険者番号 | | 記号・番号 | ・ | | |
| 5 | 公費負担者番号　市町村番号 | | 受給者番号 | | | |
| 6 | フリガナ | | 生年月日 | | 写の有無 | |
| | 患者氏名 | | 2 大正　3 昭和　4 平成　5 令和　　年　月　日 | | 1 有・2 無 | |
| 7 | 請求点数（金額） | 点（円） | | 一部負担金 | 円 | |
| | 食事・生活請求金額 | 円 | 標準負担額　　円 | ※取下げ理由 | | |

| 8 | No. | 減点点数（金額） | 減点事由及び箇所 | 減点内容 |
|---|---|---|---|---|
| | ① | 点（円） | | |
| | ② | | | |
| | ③ | | | |
| | | | | |
| | | | | |

請求理由

再審査の結果、下記のとおり決定します。

| No. | 結果 | 原審理由 | 摘要 |
|---|---|---|---|
| 1 | 復活・原審 | | |
| 2 | 復活・原審 | | |
| 3 | 復活・原審 | | |

※備考

| ※基金使用欄 | 増減点 | 請求理由 | 責任 | 請求数 | 処理 | 診療科 | 再々審 |
|---|---|---|---|---|---|---|---|
| | | | | | | | |

注　「※取下げ理由」欄、「※備考」欄及び「※基金使用欄」については、基金で使用しますので、何も記入しないでください。

パート6

# 調剤薬局・就活マニュアル

民間の機関が進める
資格を取ることは、
就活を進める上で
一定の価値が
あると言えます！

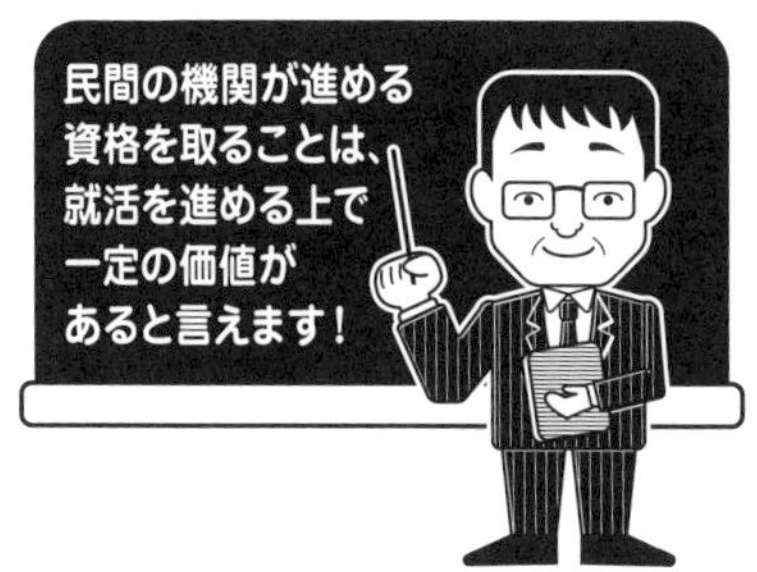

# 1 調剤事務検定試験の種類

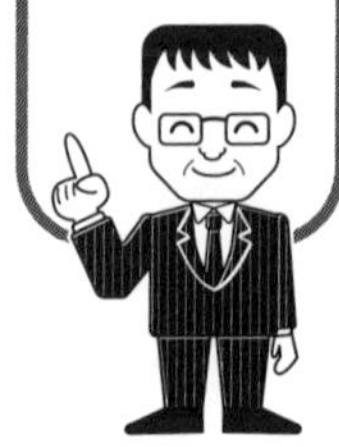

医療事務と同様に、調剤事務についても医師や看護師、薬剤師のような国家資格は制定されていません。法律的には、誰が調剤報酬の請求業務を行なっても問題ないことになります。しかしながら、これまでに解説してきた内容から、相当なレベルの専門知識がないと調剤薬局において請求事務や窓口業務を担当することができないであろうことは、容易にご判断いただけると思います。

法的には問題がなくても実務においては、調剤報酬や関連法規の学習をした人材でないと対応が困難であると言えます。調剤報酬について学習する場は専門学校や求職者訓練、有料の短期講座など多くありますが、このような教育機関で学習した場合は、ほとんどの場合で資格試験を受験することになります。講座が終了した後に受験するこれらの検定試験は、公的なものではなく民間の機関が認証しているものになります。

もちろん資格がなくても就職することは可能ですが、就職活動を進めていく上で履歴書を提出する際に、調剤報酬に関連する記載（教育や実務、資格の有無）が全くないと書類選考を通過することも厳しくなり、その後に予定される面接に呼ばれる可能性は低くなるでしょう。

したがって、資格は必須ではありませんが、就活を進めていく上では一定の価値があると言えます。資格試験は講座とセットで設定されていますので、受講した講座で取得できる検定試験も決まると言えます。調剤報酬関連の講義を受けたなら積極的に受験して、何かしらの資格を取得して就職活動に向かっていただきたいと思いますが、代表的な検定試験は次のようなものがあります。

**①調剤事務検定試験……………一般社団法人日本医療報酬調査会　主催**
**②調剤薬局事務検定試験…………日本医療事務協会　主催**
**③医療保険調剤報酬事務士………医療保険学院　主催**
**④調剤事務管理士……………………技能認定振興協会　主催**
**⑤調剤報酬請求事務技能認定………（財）日本医療教育財団　主催**

上記以外にも多くの民間組織が検定試験を実施していますが、一般的に受験されているものは上記のような団体の試験となります。

各検定試験で受験資格や試験内容、合格率などが設定されていますが、ご興味のあるものはインターネットで検索してみてください。なお、これは私の個人調査結果による私見になりますのでご参考程度に記載しておきますが、各薬局の人事を担当する部署の担当者は、各試験についての出題内容や難易度はあまり把握していないように思います。少しご参考にしていただき講座なども選んでいただければと思います。一例ですが、私も関係している一般社団法人日本医療報酬調査会の試験概要について参考程度に記載しておきます。

◎調剤事務検定試験

・試験領域………医療保険制度や調剤報酬請求事務に関する基本的な知識を有し、明細書に正確な記入ができる。学科問題（医療保険制度等）1枚、調剤録4枚、調剤報酬明細書作成1問を出題する。
・受験資格………特になし
・合否判定基準………60％以上
・試験時間………90分
・受験料………5250円

# 2 写真はもっとこだわろう！応募書類作成のポイントをチェックしておこう

調剤薬局の求人に応募した場合、選考方法は様々ですが、多くの場合は履歴書・職務経歴書・資格証の写しなどを提出し、書類選考を通過した方が、面接試験に進むことになります。

最終選考である面接試験に進まないと採用には至りませんが、そのためにも書類選考を通過する書類の作成が重要であると言えます。

特に写真にはこだわる必要があります。縁故などで応募する場合などを除いて基本的には面識がない方が初めて見るのが履歴書であり、第一印象に大きな影響を与えるのが写真になります。

**新卒の就活では皆さんかなりの費用をかけて写真を撮影しますが、既卒者の転職等ではこのあたりに対してやや軽視している傾向が見受けられます。**

私自身も人事に関係することがあり、多くの方の応募書類や面接を担当しましたが、新卒者の就活に対する準備と既卒者では少なからず差があるように感じます。

ひどいケースでは履歴書用の写真ではなくプリクラ？　と思われるような写真を貼っていたり、そもそも写真を貼っていないケース、明らかにプライベートな写真の切り抜きを貼っている、サイズが大きく異なる写真を貼っている等、一般的には考えられない履歴書を送ってこられるケースも見受けられます。

私の個人的な方針としては、基本的に求人に興味を持っていただいた方に対しては、できるだけお会いしたいので面接に来ていただきたいと考えていますが、さすがに前述したような残念な応募書類では書類選考を通過していただくのは困難であると言えます。

新卒者の就活においては、担当教員などが指導を行ない提出書類の点検もしてくれていると思いますが、既卒者においては基本的に自分自身で書類作成をしないといけません。

応募書類を受け取る側からすると、社会人として活動してきたのなら一般的な常識も備わっており、履歴書等の書類も不備なく作成できて当たり前と考えていることが多いと思われます。そのような中、前述したようなプリクラ？のような写真が貼られていたとしたら、即却下となるのも理解できると思います。比較対象としては適切ではないかもしれませんが、テレビ局などのアナウンサーなどを目指す方は、納得のいく写真ができるまで何度となく撮影を繰り返し、結果として数万円～場合によっては数十万円に至るケースもあると聞いたことがあります。

一般的にはここまでこだわることは少ないと思いますが、それぐらい写真は重要であるということです。採用担当者との最初の接点である応募書類は極めて重要であり、特に写真においては第一印象に対して大きく影響を与えることを十分に認識して作成に当たりましょう。

以下は履歴書の記載方法です。書類作成の参考にしてください。

## ●履歴書の書き方

最近は、パソコンを使用した履歴書を提出する場合も多くなりましたが、今回は手書きの履歴書について解説します。

全体的な注意点としては、次のようなものが挙げられます。

### ①誤字や脱字

誤字や脱字は論外です。怪しい文字などは必ず確認して正確に記載してください。

また、修正液を使うこともルール違反です。誤って記載した場合は、最初から書き直すようにしましょう。

### ②筆記用具

鉛筆で書く人はまさかいないでしょう。一般的には、黒の万年筆やボールペンを使用します。ボールペンの場合、油性のものはムラが出ることがあるので履歴書の記載には適しません。

### ③癖字や乱筆

字の上手下手は問題ではありません。丁寧に読みやすく記載することが重要です。

### ④記入方法の注意点

・日付欄……一般的に履歴書を提出する日を記載します。
・氏名欄……正確にはっきりと記載します。振り仮名についても同様に苗字と氏名は間隔をとり、わかりやすく記載しましょう。
・写真……写真は決められたサイズにしたがって適正な大きさにしましょう。また、裏に氏名と生年月日を記載しておきましょう。写真はあなたのイメージを印象付ける大きなパーツになります。スナップ写真などはできるだけ避け正式な写真を撮りましょう。服装に関してはいうまでもなく制服や正装が基本です。

　写真は3ヵ月以内に撮ったものが有効となります。
・生年月日…生年月日は履歴書を提出する時点での満年齢を記載します。また、「西暦」「元号」のいずれで記載するかも統一しましょう。
・住所………都道府県からマンション名や部屋番号まで省略せずに記載します。電話番号についても市外局番などを省略しないようにしましょう。自宅の電話以外にも連絡先がある場合は併せて記載することが望ましいでしょう。

**⑤学歴**

学歴は中学校卒業から記載することが一般的です。

高等学校以降の学歴は、入学・卒業とも年次を記載します。

年次については間違えやすい項目です。必ず確認して記載しましょう。

万が一、間違った年号が記載されている場合、詐称ととられる場合もあり不採用になることもありますので注意しましょう。

学校名は公立や私立などについても正確に記載することが必要です。

入学と同様の学校であっても「同」なども使用できません。

最後の行には「以上」と記載することになっており右端に記載します。賞罰については記載しない人が多いですが、賞に関してはアピールする材料になりますので積極的に記載しましょう。

### ⑥資格・免許

資格・免許欄は取得した順番に記載することが一般的です。

民間資格の場合は、団体名も正確に記載しましょう。

職業に関連する多くの資格や検定試験が記載されているとイメージはいいものでしょう。仮に直接仕事に関係しない資格であってもあなたの人物を表すことになりますので記載することが望ましいでしょう。

記載する資格がない場合は、空白は避け、「○○○試験受験予定」や「○○○試験勉強中」と記載しておくといいでしょう。

### ⑦志望動機

(例) 志望の動機

ホームページを拝見しましたが、通常の外来処方箋だけではなく、在宅医療にも積極的に係わられ、さらには一般用医薬品の販売も手がけられており調剤薬局として地域医療に大きく貢献されていると感じました。私自身、調剤報酬などを学習するにつれて、包括的な健康管理に貢献できる環境で勤務したいと考えており、貴調剤薬局はまさに私が考えていた調剤薬局であると感じ応募させていただきました。私が現時点までに学習したことはほんの一部分に過ぎないと思いますが、さらに継続して努力しさまざまな知識を習得し、真に貢献できる人材になりたいと考えております。ご選考のほど、よろしくお願いいたします。


志望動機は自分自身の積極性をアピールできる箇所です。

あなたの正直な気持ちを素直に記載することも必要ですが、採用者が望んでいる人材はどのような人物か？　を考え自分がどのように貢献できるかを記載するといいでしょう。

また、志望した理由が「給与などの条件が良い」「休暇が多い」「通勤に便利」「福利厚生が充実している」など、個人に有利な動機を記載することはマイナスの印象を与えることがありますので注意しましょう。

# 3 求人状況

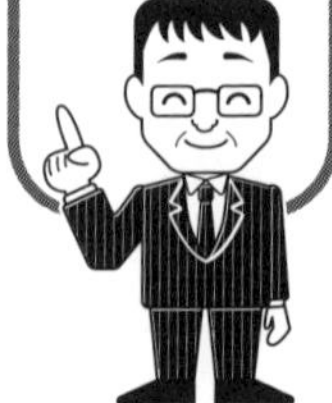

医師、看護師、薬剤師、事務職員など医療系全般で給与は低下傾向にあります。
これは、これまでも述べてきましたが、調剤報酬の引き下げによる経営の先行き不安が原因の一つと言えます。
調剤薬局については、M&Aなどが多くなっており雇用形態も正社員だけではなく、契約社員やパート勤務（常勤含む）も増加傾向にあります。しかしながら十数年前と比較すると労働条件については最低賃金の見直しや働き方改革、派遣法の改定の影響などもあり、改善されつつあると言えます。
以下は首都圏の求人例です。

**◎例1（正社員）**

・業務内容

調剤薬局における処方箋の受付、患者対応、処方箋入力作業等

・給与

17万円～23万円

・就業時間

8時30分～18時30分（シフト制）

・休日

祝他、週休二日制、年間休日数125日

・その他

経験不問、資格不要

**◎例2（正社員）**

・業務内容

調剤薬局の受付業務・パソコン入力作業・レセプト業務、非薬剤師業務

・給与

19万5千円～

・就業時間

8時15分~18時15分（シフト制）

・休日

年間休日数１２３日

・その他

未経験可、資格不問、新卒可

**◎例3（正社員）**

・業務内容

処方箋入力や会計業務（一部負担金計算、レセプト業務）・薬剤師のサポート

・給与

22万円~30万円（賞与、手当含む）

・就業時間

9時00分~18時00分（シフト制）

・休日

シフト制による週休2日、年間休日数１２０日以上

・その他

未経験可、59歳まで

◎例4（パート）

・業務内容

調剤事務及び受付業務

・給与

1、000円～1、300円

・就業時間

応相談

・その他

未経験歓迎

◎例5（パート）

・業務内容

調剤請求、来局者対応（電話対応含む）、薬剤師のフォロー

・給与

1、100円〜

・就業時間

時間・日数は応相談

・その他

経験不問

以上が最近の首都圏における調剤薬局事務の求人になります。給与に関しては地域の最低賃金にも関係しますので増減があると思いますが、休日等については前記のような条件が一般的に多いと思われます。

調剤薬局では、医療機関に受診した患者さんが処方箋を持ってくることになりますので、開局時間がやや長くなる傾向にあります。

したがって多くの調剤薬局ではシフト制を取っており、早出や遅出の勤務があるのが一般的です。

さらに、周辺の医療機関の診療状況や介護関連施設への配薬などを担っている調剤薬局では、土曜日勤務も比較的多くなっています。

日曜日は基本的に休みの薬局が多いですが、土曜日についてはシフトで勤務になっていることもあり、日曜日以外で1日休みがある変則週休二日制が多くなっています。

ほとんどの求人では未経験可、無資格ＯＫになっていますが、応募者が多くなり書類選考が行なわれる場合は、経験者や有資格者が有利になることも多いと言えます。

その他では、通勤手当の支給や夏季・冬期休暇などを設定していることも多く、特にチェーン展開している調剤薬局では一般企業とさほど違いはないと言えます。

パート求人についても、地域の最低賃金に関連しますので地域差があると言えます。勤務時間や曜日は相談により決定しますが、やはり正社員で対応が難しい日時、曜日に勤務できる方が採用される可能性が高いと言えるでしょう。

時間給については勤務年数により昇級もあります。残業については正社員・パートに関係なく発生するケースが多いと思われます。特にレセプト期間（1日〜10日）や棚卸し期間、処方箋が集中する曜日（店舗により異なります）などは残業がやや発生する傾向にあります。

## 4 面接試験対策

無事に書類選考を通過した場合、面接試験が実施されることになります。採用企業によっては一般教養や専門知識を問うような筆記試験を実施するケースもありますが、一部の新卒採用を除き、既卒者の採用では書類選考と面接試験で採用を決めているケースが多いと思います。

この面接試験は最終試験となりますので、面接試験は採用の可否を決める上で重要な試験で有り、十分な準備をして最大限アピールしたいところです。面接試験では、次のような内容を見られています。

・職場に適正があるか？
・コミュニケーション能力は？
・言葉づかいは？

・短期で退職しないか？
・専門知識や経験は？

このような点に関して面接官に良い印象を与えることが必要になりますが、面接試験を受ける上での注意点を次にまとめましたので、参考にして面接準備を進めてください。

## ●面接形式

一般的に一番多く行なわれているのが、個人面接でしょう。

個人面接は、受験者が一人、面接官が一人以上の場合を言います。通常は15分程度ですが、面接官によっては30分に及ぶ場合もあります。

次に、応募者が多い場合などに行なわれる集団面接があります。集団面接は応募者が複数で面接官も複数で行なわれるのが通常です。

集団面接形式の場合、個人の評価以外にも他の応募者との比較が生じることになります。個人面接とは異なり、答える順番によっても対応方法が異なります。仮に質問に対して考えていた内容を先に答えられてしまった場合など、個人面接とは違う対応方法が必要です。

最後に調剤薬局では比較的少ない面接方法ですが、討論型面接があります。これは複数の応募者に対してテーマが与えられ応募者同士で討論をするという形態です。この面接では個人面接や集団面接と比較し、指導力・積極性・協調性などがより明確にわかります。グループの中でリーダーシップをとる必要はありませんが、必ず自分の意見を述べるようにしましょう。一度も発言しないことは、ほぼ採用に至らないと考えてもいいでしょう。

新卒者の採用試験では、前述したように記載したように様々な面接方法がとられますが、既卒者の採用試験では、個人面接が圧倒的に多いと思われます。

応募者としては一番対策が取りやすい面接ですが、逆に考えると一番準備をしている人と、していない人の差が出る面接方法でもあります。

面接試験は独特の緊張感があり、緊張のあまり普段の自分が出せないことも多くなります。このようなことを回避するには、経験を積むのが一番有効ですが、転職はさほど多くないので経験を積むには限界があります。

ではどのようにして緊張の度合いを下げるかですが、やはりどれだけ自信を持って面接に臨んでいるかということになります。自分のスキルに対して自信を持つことも必要ですが、十分な事前準備をしてから面接に臨むことによっても緊張を低減させることにつながるでしょう。先にも述べたとおり、面接試験は採用の可否を決める重要な試験だと言うことを認識し、最大限の準備をして臨みましょう！

## ●面接の注意点

### ①面接は自宅を出た段階から始まる

面接は、応募先に着いた段階でスタートしているのではありません。応募先に行く途中に面接官と会う可能性もあり、自宅を出た時点から行動などには注意する必要があります。万が一、あなたの何気なく取った行動が反社会的な行動（ごみを道端に捨てる・認められていない場所での喫煙など）であり、面接官が偶然にも見ていたとしたら間違いなく面接に影響することになります。

また、遅刻は論外です。事前に電車の乗り継ぎなどを確認し、最低でも10分前には到着できるようにしましょう。初めて行く場所では予定よりも時間がかかるものです。余裕を持って出かけるようにしましょう

### ②事前準備

面接は独特の環境にありとても緊張するものです。

なぜ緊張するのでしょうか？

原因は、何を聞かれるかわからない、自分に自信がない…などさまざまだと思いますが、事前に準備しておくことで緊張を軽減することができます。

まず、面接官は応募者から提出された履歴書などを見て質問を進めます。

したがって必ず事前に提出した書類を確認しておきましょう。

特に志望動機などの内容は応募先によって異なる内容を記載している場合もありますので特に注意が必要です。

次に応募先を知ることが必要です。応募を決めた段階でその調剤薬局のことは調べていて当然です。ホームページなどに関しては必ず確認しておきましょう。

最後に質問に対しての準備です。面接で何を聞かれるかわからない……このようなことが緊張を高める要因になります。

次のようなことは面接でよく聞かれる質問になりますので整理しておきましょう。

## ●面接の質問には「本当に聞きたいこと」が隠されている

**・なぜこの求人に応募されたのですか？**

まずほとんどの面接で聞かれる質問でしょう。この場合、履歴書に記載した志望動機をベースにわかりやすく完結にまとめて話すことが望まれます。

**・調剤薬局（ドラッグストア）に就職を考えたのはなぜですか？**

前の質問とよく似ていますが、なぜこの職種を選んだのか？が問われています。講習等を受けることになった動機や、勉強する中で興味を持った事柄などを整理しておきましょう。勉強した専門性を活かしたいからなどの解答では面接官の好感を得ることはできません。

**・どのようなことを勉強しましたか？**

比較的多い質問ですが、多くを説明するのではなく自分自身が一番興味を持って取り組んだ科目を中心に簡潔に説明しましょう。

**・あなたの長所と短所は？**

自分自身の性格や適正を理解しているかが問われています。

できれば過去の事例などを交じえ説明することが望ましいと言えますが、短所についても長所になり得るような事例で説明できるとベストでしょう。短所については放置しているのではなく、日々改善できるように努力しているということも加えるといいでしょう。

**・最近読んだニュースは？**

新聞などのニュースは、毎日目を通す習慣を身に付けておきましょう。

医療業界での就職を希望するのであれば、医療関連記事については必ず関心を持ち、絶えず情報収集をする姿勢が必要です。このことは医療機関に就職した際にも重要になります。

**・最後に質問はないですか？**

特に質問することがなければ無理に質問する必要はありません。

その場合は、「十分ご説明いただきましたので一通り理解させていただきました。有難うございます」と挨拶をしましょう。

質問する場合でも、残業や給与、休暇などに関する質問は面接官に良い印象を与えない可能性がありますので注意しましょう。

## ●服装について

リクルートファッションが基本となります。清潔感が一番のポイントになりますが服装以外にも爪や無精ひげ、髪型、女性であればメイクにも注意しましょう。

具体的には次のような点に注意しましょう。

・スーツ……紺かグレーが基本。女性の場合は、パンツでもスカートでも可。
・ネクタイ……シンプルなデザイン。華美すぎないもの。
・シャツ……白が望ましい。しわなどに注意。
・時計……高価なものである必要はありませんが、必ず身につけましょう。
・かばん……手ぶらで面接に挑むことは避けましょう。筆記用具やノートなどは必ず携帯しましょう。
・靴……黒の革靴が基本です。スニーカーや布製のものは好ましくありません。
・メイク……眉毛は太すぎず細すぎず。極端すぎる形は避けましょう。アイシャドウは控えめにしましょう。口紅はオレンジやピンク系の赤が理想です。ファンデーションの塗りすぎは好印象を与えません。自然さを重視しましょう。

## 入室から退出までの面接の流れ

①順番がきたら面接室をノックする
←
②面接官からの入室指示があってからドアを開けます
←
③慌てず静かに入室し一礼し椅子まで進む
←
④立ったままで学校名・学部・氏名などを言い挨拶をする
←
⑤面接官から指示があってから着席
←
⑥質問開始
←
⑦質問終了
←
⑧立ち上がり面接官全員に挨拶とお辞儀
←
⑨ドアまで移動し軽く一礼
←
⑩退室

これが一般的な面接の流れになります。

相手の目を見てお辞儀をするとにらんでいるように映りがちです。

自然にできるように繰り返し練習しましょう。緊張すると不自然な行動をとることがあります。きょろきょろとする、貧乏ゆすりなどにも注意が必要です。

あくまで自然体で面接に挑めるようにしましょう。

以上が面接の注意点になります。面接は、就職試験においてかなり重要な意味を持ちます。ロールプレイングなどで繰り返し練習し失敗のないように準備しましょう。

# 5 派遣会社の活用

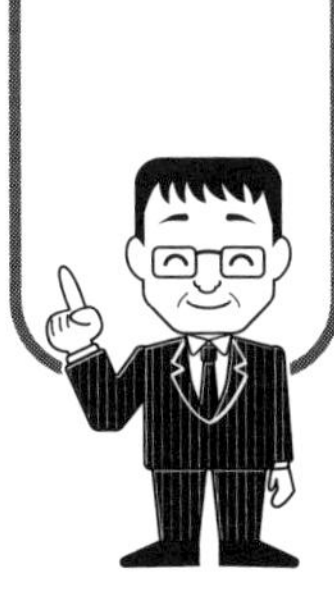

最後に派遣会社の活用について解説したいと思います。

派遣というとやや否定的な感情を持つ方も少なからずいらっしゃると思いますが、活用方法によってはメリットもあります。

昨今は調剤報酬の改定の影響により収入が低下していることもあり、新卒を毎年採用していくような人事計画は難しくなっており、中途採用を中心にした採用計画が主流となっています。

すなわち欠員補充が中心になっていると言えます。欠員補充を行なう場合、まずは独自で求人を出し、直接雇用を目指しますが、最近ではなかなか人材が集まらないことも多く、派遣会社を活用するケースが増加しています。

採用企業からすると、派遣はコストが増加するため避けたいと考えていることが多いと思われますが、独自求人において採用が困難な場合は派遣会社を活用せざるを得ないことになります。まずは昨今の派遣会社の求人を見てみましょう。

**◎求人1**

・業務内容
処方箋の入力、受付、レセプト業務全般、棚卸し、薬剤師サポート

・給与
1、700円
※交通費支給

・就業時間
9：00～18：00　実働8時間
月～土で週5日勤務
※シフト制による週休2日

・その他
正社員への登用あり

**◎求人2**

・業務内容
受付業務、処方箋入力及びレセプト業務、ピッキング作業
・給与
1、400円～1、500円
※交通費支給
・就業時間
9：00～18：00　実働8時間
月～土で週5日勤務
※シフト制による週休2日
・その他
未経験者可、紹介予定派遣

◎**求人3**
・業務内容
処方箋入力及びレセプト業務
・給与

1、450円～

※交通費支給

・就業時間

10：00～19：00

月～土で週5日勤務

※シフト制による週休2日

・その他

経験者、紹介予定派遣、交通費支給

以上が昨今の首都圏における調剤薬局に対する派遣案件に関する求人になります。先に記載した直接雇用の求人と比較すると、やや時間給が高くなっています。さらに派遣法の改正などの影響から、紹介予定派遣と呼ばれる求人が多くなっています。4ヶ月から6ヶ月程度派遣で勤務し、双方が希望した場合は調剤薬局の直接雇用に切り替わることになります。

このように、最初から直接雇用されるよりも時給が高く、正社員に切り替わる可能性があるということは、金銭的な部分においても派遣を活用するメリットがあると言えます。

派遣会社で働く上で金銭以外のメリットとしては、派遣会社で契約している契約先での勤務が可能で有り、様々な環境で勤務経験を積めることが挙げられます。

紹介予定派遣で調剤薬局の直接雇用になる場合は不可能ですが、派遣会社に所属し、いろいろな契約先において派遣される場合はかなり多くの経験を積むことができます。

この経験は自己のスキルアップにつながり大きなメリットの一つと言えます。

最後にデメリットですが、派遣の場合は契約が満了になり、自分の意思とは関係なく継続的な勤務ができないケースがあります。

さらに他の契約先に移動しなければならないようなケースも考えられます。また、直接雇用と比較し、雇用が安定していないといえる場合もあるでしょう。全てにおいて万能な制度ではありませんが、目的を明確にして派遣制度を活用することは、今後の収入やスキルアップにおいてメリットがあると言えます。

これから就職活動を進める方は、ぜひ、様々な制度を活用し、近い将来自分の得たい収入を得、担当したい業務に就けることを目指し頑張っていただきたいと思います。

**水口錠二（みずぐち・じょうじ）**
1968年大阪府生まれ。医療コンサルタント。一般社団法人日本医療報酬調査会理事。医療機関勤務、医療系教育機関の事務局長を経て、独立。現在は医療コンサルタントとして活躍。医療事務等の検定試験もおこなっている。大学、専門学校等の多くの高等教育機関等で医療経営・医療法規に関する講義をおこなっている。また、医療機関の請求指導・業務改善、調査等のコンサルティング業務、書籍・雑誌等への執筆、講演、テレビ・ラジオのコメンテーターとしても活動中。主な著書は『いちばんやさしい「介護事務」超入門』(ぱる出版刊)、『賢者のためのCOPDバイブル』(幻冬舎刊)、『医者代クスリ代が半分になる方法』(ゴマブックス刊)、『よくわかる診療報酬算定の実務』『診療報酬算定の実務』(一般社団法人日本医療報酬調査会刊)など多数。

〈連絡先〉
〒659-0013　兵庫県芦屋市岩園町23-45　シャトル岩園203号
一般社団法人 日本医療報酬調査会
TEL　0797-61-8701　　http://www.j-medical.org
※質問指導はおこなっておりません。

**夢を叶える**
**「調剤報酬請求事務のしごと」超入門**

2023年 8月 2日　初版発行

著者　水口錠二
発行者　和田智明
発行所　株式会社 ぱる出版

〒160-0011　東京都新宿区若葉1-9-16
03(3353)2835 — 代表　03(3353)2826 — FAX
03(3353)3679 — 編集
振替　東京 00100-3-131586
印刷・製本　中央精版印刷(株)



ISBN978-4-8272-1398-0　C2047